DE LA PRÉDOMINANCE

DES ORGANES DIGESTIFS DES ENFANS

SUR

LE CERVEAU.

RECHERCHES

D'ANATOMIE ET DE PHYSIOLOGIE PATHOLOGIQUES

RELATIVES

à la Prédominance et à l'Influence

DES ORGANES DIGESTIFS DES ENFANS

SUR

LE CERVEAU;

MÉMOIRE

QUI A OBTENU UNE MÉDAILLE A LA SOCIÉTÉ ROYALE
DE MÉDECINE, CHIRURGIE, ET PHARMACIE DE TOULOUSE,
LE 11 MAI DERNIER;

PAR J. SABLAIROLES,

Docteur en Médecine; Professeur de Pathologie médicale;
Agrégé en exercice près la Faculté de Médecine de
Montpellier; Membre de plusieurs Sociétés savantes, na-
tionales et étrangères.

Νοσέει δὲ ζώων, ἕκαςον, κατὰ τήν ἰσχύν ἕαυτου.
Chaque animal est malade dans les rapports de
sa constitution. (HIPP.)
Chaque époque de notre existence est marquée
par des affections qui lui sont propres. (DUBRUEIL.)

A PARIS,

CHEZ GABON ET COMP^e, LIBRAIRES,
Rue de l'École de Médecine;

ET A MONTPELLIER, CHEZ LES MÊMES LIBRAIRES;
ET CHEZ SEVALLE, LIBRAIRE, GRAND'RUE.

1826.

A Messieurs

les Professeura

DE LA FACULTÉ DE MÉDECINE

DE MONTPELLIER;

Mes respectables Maîtres.

J. SABLAIROLES.

AVANT-PROPOS.

L'ÉTUDE sévère de l'organisme, soit dans l'état sain, soit dans l'état malade, fait disparaître, tous les jours, l'instabilité des doctrines médicales, et prépare à l'art de guérir une place dans le rang des autres sciences physiques, dont il n'avait été éloigné que par les écarts de ces captieuses hypothèses, qui ont pendant si long-temps exercé leur empire. Depuis quelques années, surtout, on a repris la marche tracée par Haller; on se livre, avec la plus vive ardeur, à la physiologie expérimentale, que l'on peut regarder comme le jalon du pathologiste. L'anatomie pathologique, qui, soit dit en passant, ne décèle que trop souvent le desir impatient des investigateurs, nous aide aussi à découvrir le siége de certaines lésions qu'on n'avait pas soupçonnées ; elle confirme le diagnostic ; elle nous rend compte d'un grand nombre de phénomènes morbides étonnans, observés pendant le cours de la maladie; elle nous éclaire enfin, dans beaucoup de cas, sur la cause immédiate et la nature des altérations organiques. Voilà, sans doute, une preuve irrécusable des services qu'elle rend à la science; mais, pour en retirer tous ceux qu'il nous est encore permis d'espérer, il faut la subordonner à l'observation clinique, et ne la mettre, dans aucun cas, en première ligne. Ainsi cultivé, ce puissant moyen d'investigation, éclairé par les lumières de l'anatomie et de la physiologie comparées, fournira et a même déjà fourni les plus brillantes richesses à la philosophie et à la médecine.

Mais les affections particulières à chaque âge ont-elles suivi les progrès généraux? Leur histoire est-elle également avancée? Le temps n'est pas bien loin de nous, où les maladies des enfans étaient presque totalement négligées ou inconnues. Eh bien! le croirait-on, aujourd'hui même le langage en est extrêmement difficile à débrouiller: aussi sommes-nous réduit à répéter avec M. le professeur Baumes : *une bonne médecine enfantile est à créer encore.*

Si l'on nous demandait quelle peut être la raison de l'imperfection de la science et de l'art, relativement aux maux qui viennent affliger cette partie si intéressante de l'espèce humaine, nous n'hésiterions pas à répondre qu'elle consiste dans la prédominance que l'on a si gratuitement accordée au cerveau. Cet organe, en effet, est regardé comme prédominant dans l'enfance, par la plupart des auteurs. Cette opinion même fait écho de toutes parts ; tant il est vrai, comme l'a si bien dit Sénèque, que l'homme a plus de tendance à croire sur la foi d'autrui, qu'à examiner et à juger par lui-même. On devine aisément que les partisans de l'innervation, pour qui l'encéphale comme système nerveux supérieur est tout, la soutiennent avec une opiniâtreté inconcevable.

Considéré comme l'instrument, comme l'organe des qualités morales et des facultés intellectuelles, le cerveau est, sans doute, le plus important, le plus noble de tous les organes, comme l'avaient établi les premiers philosophes de la Grèce ; mais ce n'est qu'insensiblement qu'il s'élève à cette dignité, c'est-à-dire, qu'on le voit non sécréter la pensée, comme le foie sécrète la bile, ainsi que l'a avancé Cabanis par le plus étrange abus des mots, mais être la manifestation organique de l'intelligence. Car si, comme l'a dit Démocrite, la force de l'esprit augmente avec la santé, et si, lorsqu'on est malade, on ne peut se livrer à la méditation (*Epist. ad Hipp.*), il s'ensuit que cette même force augmente avec l'accroissement, et que l'âme ne peut exercer ses facultés tant que le corps n'exerce pas complètement les siennes. Un des écrivains les plus profonds du siècle (1) a dit que l'âme est une intelligence servie par des organes : or, cette intelligence ne peut être parfaitement servie que lorsque les organes ont acquis le com-

---

(1) M. De Bonald,

plément de leur organisation. En faut-il
davantage pour sentir combien on est peu
fondé de vouloir que, dans la première
période de la vie, où le cerveau, qui
n'est pas encore arrivé à un assez haut
degré de perfection, soit néanmoins prédominant; en d'autres termes, que l'enfant
ait ses facultés intellectuelles très – développées ?

Cet âge est donc destiné principalement
aux premiers développemens des forces physiques. A cette époque, la nature, lorsqu'on
ne viole pas ses saintes lois, dispose, arrange,
consolide l'habitation de l'âme; et l'on sait
que, pour mieux assurer son travail, elle
n'embrasse pas deux choses à la fois; que ses
actes sont toujours divisés, et qu'elle tra-
vaille successivement au perfectionnement
de l'homme. Malheureusement cette marche
est parfois intervertie : en effet, loin de veiller
à ce que les organes puissent se développer
le plus favorablement possible (car la mesure
de la vie, les fondemens d'une santé solide
ou vacillante y sont spécialement contenus),

on voit quelques personnes imprudentes ne s'occuper, pour ainsi dire, que de l'éducation morale de ces jeunes êtres; ne chercher qu'à faire briller leur esprit, sans songer à la grande influence que cette *précocité* exerce sur le physique, d'où résulte bientôt un défaut d'équilibre, source des plus grands maux.

Que l'on ne pense pas qu'en respectant les intentions de la nature, c'est-à-dire, en favorisant l'accroissement, le développement du corps des enfans, leurs premières années soient entièrement perdues pour l'intelligence, sur-tout si les exercices auxquels ils se livrent sont surveillés par un maître habile. « N'imitez point l'avare, dit « Rousseau, qui perd beaucoup pour ne « vouloir rien perdre; sacrifiez, dans le « premier âge, un temps que vous re- « gagnerez avec usure dans un âge plus « avancé. » Ce précepte est sur-tout de rigueur pour ceux dont le moral se développe d'une manière hâtive; ce qui annonce déjà un désordre dans les forces, loin d'être un

signe de perfection morale ou physique,
comme on se l'imagine.

Je ne prétends point qu'on doive donner à
l'éducation physique plus qu'il ne lui est dû;
je réclame seulement pour qu'on lui accorde
la partie de considération qu'elle mérite, et
à laquelle la Grèce dut le perfectionnement
incontestable qu'elle communiqua à l'espèce
humaine sous tant de rapports. Grâces soient
rendues à M. Amoros, pour avoir tiré de
l'oubli et ramené parmi nous le goût de
la gymnastique médicale, qui donne tous
les jours les plus heureux résultats (1)!
Puisse l'exemple de ce professeur distingué
être imité dans toute la France!

A Dieu ne plaise que je veuille blâmer
l'éducation morale; au contraire, c'est remédier à ses inconvéniens, et en multiplier
les douceurs et les bienfaits. C'est une vérité
qu'on ne saurait trop proclamer; elle doit

---

(1) Conférez à ce sujet un traité de gymnastique médicale par
M. Londe, et un excellent essai sur l'éducation physique des
enfans par M. Ratier.

faire écho partout, parce qu'elle intéresse tout le monde. Toutefois, ce n'est que lorsque le moment du réveil de l'intelligence sera arrivé, que vous pourrez entretenir votre élève de ce que disent les métaphysiciens sur l'origine de nos connaissances, sur la dépendance, la liaison, la subordination et l'ordre des idées. Vous devez même auparavant l'occuper de toutes les sciences de sensations, comme des faits les plus saillans de la physique, de la chimie et de l'histoire naturelle. Le grand secret de la didactique, en effet, c'est-à-dire, de l'art d'enseigner, est de démêler la subordination des connaissances. Avant donc de parler de dixaines, sachez, comme le recommande très-judicieusement Dumarsais, si votre élève a idée de l'unité ; ne lui parlez des trois dimensions des corps que lorsqu'il saura ce que c'est que le point, la ligne, la surface ; analysez-lui, en un mot, les idées composées, et faites-lui connaître les idées simples qu'elles renferment ; sur-tout parlez aux sens : à cet âge, l'entendement a besoin de leur ministère ; les goûts des enfans, leur instinct de curiosité, ne laissent aucun doute à cet égard : un enfant n'hésite jamais dans son choix, si on lui présente Buffon ou une grammaire. En suivant cette méthode, il ne recevra point de notions fausses, d'impressions qui deviennent autant de modèles, difficiles à réformer dans la suite, et qui servent de règle dans l'usage que nous faisons de notre raison, ce frein de la force, cette lumière de l'esprit, ce bouclier de l'âme, ce guide du bonheur (1). Vous ne le verrez point étourdissant tout le monde par son babil, ne tenir ensuite que le dernier

_____

(1) En effet, c'est par les lumières de sa raison que l'homme s'élève au-dessus des autres êtres animés; qu'il en saisit les rapports, la dépendance; qu'il se voit placé *au milieu d'une sphère immense dont le centre est partout, la circonférence nulle part;* qu'il se rapproche de la divinité, ne reconnaît de supériorité que la sienne, et en exerce véritablement une sur tout ce qui l'environne. A l'aspect des merveilles de la nature, il reconnaît, avec Pascal, *que l'homme est un néant à l'égard de l'infini, un tout à l'égard du néant, un milieu entre rien et tout.* Et de la dernière molécule de matière incapable de penser, il s'élève graduellement jusqu'à l'être dont sa raison n'est qu'une émanation, son libre et entier exercice, le premier bienfait. Ainsi, sur sa tête, sous ses pieds, dans lui, autour de lui, à la lueur de ce flambeau, l'homme voit un ensemble et des détails admirables; partout il découvre l'empreinte de la main divine; partout il trouve grandeur, sagesse, proportion, harmonie.

rang dans la société ; car, ne vous y trompez pas, presque tous ces enfans si précoces ne pensent que par emprunt, parce qu'ils n'ont pas appris à penser : ce sont des *livres vivans*, ou, pour parler le langage du monde, de *petits perroquets*, et pas autre chose.

La nature ne peut donc mener de front le développement du corps et celui des facultés de l'âme. La crue précipitée de l'esprit s'oppose à l'accroissement du corps. Convaincu de cette vérité, je ne saurais trop recommander aux parens de soumettre à un travail physique plus ou moins sévère les enfans qui, de bonne heure, se font distinguer par la précocité de leurs facultés intellectuelles : c'est peut-être le seul moyen qu'il y ait pour arrêter et contrebalancer cette prédominance vicieuse. De quelle utilité d'ailleurs eût été, pour l'enfant, la raison de l'homme fait ? Pour soulever des jouets, il ne faut pas le génie d'Archimède. Ce n'est donc pas sans motifs que le Créateur, dans son admirable sagesse, a donné à chaque âge, à chaque sexe, à chaque circonstance de la vie humaine, les facultés physiques, intellectuelles et morales dont ils avaient besoin, et en a fait résulter des jouissances ou des perfections de l'être.

Il eût été facile d'éviter l'erreur que nous nous proposons d'attaquer, si l'on eût considéré que, dans le fœtus, les organes digestifs sont, en quelque sorte, les premiers formés (l'embryon n'est d'abord qu'un abdomen), et dont l'existence est indispensable (1); que, dès la naissance, ils se trouvent seuls dans un état de perfection, et en rapport avec tous les besoins de l'organisme, rapport beaucoup plus énergique que dans les autres époques de la vie, et que réclament impérieusement la nutrition et l'excitation convenable de toutes les parties. Ainsi se trouve justifiée l'importance qu'on a toujours accordée à l'estomac. Il est, dit le Père de la médecine, dans le petit monde ce qu'est la mer dans le grand :

(1) Dans les monstres par défaut, on peut voir manquer la tête, le cou, le thorax et les membres, mais jamais l'abdomen entier.

« *Maris habens facultatem, qui omnibus*
« *dat et ab omnibus accipit.* » Serenus Sam-
monicus assure qu'il est le plus puissant de
tous les organes, et qu'il soutient leurs forces
par son activité : aussi l'avait-on nommé *le
roi des viscères.* A l'exemple des anciens,
Edward Miller (*Some remarks on the importance of the stomack,* etc.) , Prost
(*Méd. éclair. par l'ouvert. des corps*), et
quelques autres auteurs ont confirmé par
de nouveaux faits la suprématie de cet organe. Enfin, M. Broussais va jusqu'à le
considérer comme le foyer exclusif des sympathies, comme *un sens interne* dont le
siége serait dans la muqueuse gastrique : et
pour nous servir d'une phrase qui, dit-on,
lui est familière, l'importance de ce viscère
est telle, que la connaissance de ses maladies, ou plutôt celle de l'*irritation gastrique,*
est devenue et sera à jamais la *clef de la
pathologie.*

M. Broussais a très-bien mérité de la
science et de l'humanité ; mais en réduisant
la pathologie à un principe unique, n'a-t-il

pas franchi les bornes de l'observation ?
Toutes les maladies peuvent-elles être iden-
tiques ? Toutes ne sont-elles que des phénomènes variés de gastro - entérites, soit
aiguës, soit chroniques ? Enfin, peut-on,
dans l'état actuel de la science, rayer du
cadre nosologique les *fièvres dites essen-
tielles ?* Nous ne le pensons pas; et c'est ce
que nous nous sommes toujours efforcé de
démontrer, soit dans le Cours de Pathologie médicale que nous faisons depuis quatre
ans (1), soit dans un Mémoire couronné
en 1824 par la Société royale de Médecine,
Chirurgie et Pharmacie de Toulouse (2).
C'est aussi ce qu'a prouvé, d'une manière
péremptoire, le savant auteur des *Lettres à
un médecin de province.*

Rien, sans doute, n'est plus intéressant

---

(1) Ces principes se trouvent bien développés dans une Thèse
présentée à la Faculté de Médecine de Montpellier, le 3 août
1825, par un de nos élèves.

(2) Ce Mémoire que je me propose de publier incessamment
avec plus de développement, a pour titre : *Réflexions philoso-
phiques sur l'inflammation et sur l'existence des fièvres dites es-
sentielles.*

que de connaître le rôle important que joue l'estomac dans l'économie animale; mais ce qu'il importe le plus, c'est de savoir à quelle époque de la vie il est plus disposé à s'affecter, à réagir avec plus d'activité, et quel est l'organe qui se trouve ensuite le plus rapidement influencé. On doit concevoir, d'après ce que nous avons dit plus haut, que c'est dans l'enfance que les organes digestifs sont plus susceptibles de devenir malades, en vertu de leur énergie fonctionnelle, de l'irritabilité dont ils sont en quelque sorte saturés. L'expérience a, en effet, démontré depuis long-temps, que les altérations morbides d'un organe ou d'un système d'organes étaient d'autant plus fréquentes qu'ils étaient plus souvent mis en jeu, c'est-à-dire, qu'ils étaient d'autant plus sujets aux maladies que leurs fonctions étaient plus souvent répétées. Les nombreuses et promptes sympathies que ces viscères font naître tant dans l'état sain que dans l'état malade, s'expliquent aussi de la même manière.

Il ne nous reste plus maintenant qu'à déterminer quel est l'organe qui se trouve le plus rapidement influencé, lorsqu'il existe une affection quelconque dans le tube intestinal, et pourquoi il en reçoit les premiers effets. La solution de ces deux questions nous est donnée : 1° par les liens étroits qui unissent les deux ventres supérieur et inférieur; 2° par la susceptibilité dont est doué le système nerveux encéphalique.

Il est facile de prévoir que l'homme de l'art a dû, dans l'immense majorité des cas, prendre le symptôme pour la maladie, l'effet pour la cause. La mortalité si fréquente dans le premier âge, est une conséquence rigoureuse de cette erreur. Or, ne craignons pas de le dire, ce n'est qu'en admettant la prédominance des organes digestifs dans l'enfance; ce n'est qu'en suivant une pareille marche qu'on peut espérer de dresser des jalons capables de nous guider dans l'étude de ses affections. Le travail que nous nous décidons à publier, mettra, je l'espère, ces propositions hors de doute.

Je n'ai point la prétention de donner un traité complet, c'est tout simplement un essai; et, en l'écrivant, mon but unique a été de faire connaître les résultats de mes lectures et de mon observation. Trop heureux si je peux éclaircir, sinon dissiper les ténèbres qui enveloppent les maladies des enfans; rendre leur diagnostic plus facile, plus certain; et faire arracher à la mort quelques-unes de ses victimes! Épris de ce sentiment, je n'ai point comparé les forces avec les objets à mouvoir, les instrumens avec les matériaux qui doivent entrer dans l'édifice. Une bonne volonté m'a séduit et m'a semblé devoir diminuer les obstacles et faire excuser les défauts.

RECHERCHES

D'ANATOMIE ET DE PHYSIOLOGIE PATHOLOGIQUES

RELATIVES

à la Prédominance et à l'Influence

DES ORGANES DIGESTIFS DES ENFANS

SUR

LE CERVEAU.

PREMIÈRE PARTIE.

CHAPITRE I.er

LE CERVEAU N'EST POINT DANS L'ENFANCE L'ORGANE PRÉDOMINANT.

FRAPPÉS du grand développement de la tête chez l'enfant, comparativement à celui de toutes les autres parties; de l'excessive mobilité du système nerveux; de la rapidité avec laquelle les sensations se succèdent; mais principalement de l'apparition des symptômes encéphaliques qu'on observe dans le plus grand nombre des maladies qui viennent l'assaillir; Stahl et les siens, et avec eux tous les physiologistes, qui se sont occupés de déterminer la prédominance de tel ou tel organe dans les différens âges, ont admis celle du cerveau dans la première période de la vie. Cette idée, qui a été si bien développée par Bichat, et qui est si généralement adoptée, repose-t-elle sur des données bien exactes, sur des faits bien positifs ? Ce qui prouve que les auteurs que nous venons de citer se sont écartés de la vérité, c'est qu'à cet âge, le cerveau est extrêmement mou, se rapproche beaucoup de l'état qu'il présentait chez le fœtus, et que, considéré comme organe de la pensée, il n'est pas encore développé. Aussi les faibles mouvemens musculaires, qu'on observe dans les premières années, peuvent être regardés comme instinctifs, automatiques ou dépendans de la sensibilité propre de chaque organe. Mais, de ce que l'encéphale est inhabile aux combinaisons profondes du jugement; de ce qu'il est nul pour l'intelligence, qui ne se manifeste qu'à fur et à mesure que l'enfant avance en âge et par des efforts successifs, doit-on le regarder comme purement passif, tant dans la réception des impressions et dans la perception de ces impressions, que dans sa réaction sur les autres appareils ? Peut-on enfin admettre, avec quelques écrivains, qu'il est dans un état complet de *collapsus* ou d'inertie? Non; bien plus, c'est qu'en regardant ces propositions comme vraies, nous tomberions dans un excès non moins funeste que celui que nous reprochons aux nombreux disciples de Stahl et de Bichat.

Sous le rapport de la pensée, le cerveau ne jouit donc point de cette prééminence d'action qu'on lui a assignée; mais, si nous examinons les efforts que fait l'enfant pour exercer ses organes (1), pour acquérir des connaissances, nous verrons que ce viscère est doué de beaucoup d'activité. Ce desir d'apprendre, cette curiosité si naturelle, si nécessaire même à l'enfance, n'en sont-ils pas une preuve irréfragable?

Si les auteurs, qui ont admis la prédominance du cerveau dans le premier âge, eussent voulu dire seulement que cet organe, qui doit jouer, dans la suite, un rôle si important, est fort souvent affecté, une pareille assertion ne pourrait point raisonnablement être contestée; car les phénomènes pathologiques, dont il est si fréquemment le siége, ne peuvent nullement, ce me semble, faire supposer qu'il exerce un em-

----

(1) Regarder, écouter, palper, flairer tous les objets qui sont à sa portée, voilà ce que fait tous les jours le jeune individu pour son éducation.

pire réel sur toute l'économie animale, avec un but déterminé et une similitude d'effets qui en proviennent: pour moi, je ne vois là qu'un *excès* de susceptibilité.

Mais si, par prédominance, ils ont supposé à l'encéphale une énergie d'action supérieure à celle de tous les autres organes (et c'est là la véritable étymologie du mot), il est constant que le cerveau de l'enfant, loin de prédominer (1) sur les autres parties et de les influencer, est, au contraire, essentiellement influencé par les organes digestifs, ainsi que nous aurons l'occasion de nous en convaincre plusieurs fois dans la suite de ce travail.

Ce serait peu, sans doute, d'avoir signalé l'erreur que Stahl et son École, Bichat et tous les physiologistes modernes les plus célèbres, ont émise sur la prédominance du cerveau ; il faut, dans cette question d'autant plus importante que de sa solution seule doivent découler les principes thérapeutiques les plus avantageux ; il faut, dis-je, fournir à l'appui des preuves bien évidentes. Ces preuves, nous irons les puiser dans

---

(1) Nous ferons cependant observer que c'est l'organe dont la prédominance est la plus prononcée après celle des organes digestifs ; et, par organes digestifs, je n'entends désigner ici que l'estomac et l'intestin grêle, parce que c'est spécialement en eux que s'opèrent les grands phénomènes sympathiques et digestifs.

l'encéphale lui-même, qui est regardé comme l'instrument matériel des phénomènes de l'intelligence. Car, de même qu'il nous est permis d'affirmer qu'il existe une énergie momentanément plus grande dans le système cutané, dans le foie, etc., lorsque la transpiration, la sécrétion de la bile sont sensiblement augmentées; de même nous sommes en droit d'assurer que, les facultés intellectuelles étant momentanément exaltées, le cerveau, qui sert à les former et à les perfectionner, doit aussi jouir momentanément d'une énergie plus grande. Il s'agit donc d'examiner jusqu'à quel degré les idées, l'imagination, le jugement, le raisonnement sont prononcés dans cette première période de la vie.

Si, pour résoudre cette question de psycologie, nous consultons l'histoire naturelle de Buffon, l'essai philosophique concernant l'entendement humain de Locke, et les ouvrages des métaphysiciens les plus distingués, nous y verrons que, dans l'enfance, les sensations sont peut-être plus vives et plus rapides que dans le moyen âge, et cependant elles ne laissent que peu ou point de traces, parce qu'alors la puissance de réfléchir, qui contribue tant à acquérir de nouvelles idées, et qui seule peut les graver dans l'esprit d'une manière durable, est dans une inaction presque totale, et que, dans les momens

où elle agit, elle ne compare que des superficies.
Eh bien! cette force d'esprit, cette profondeur
de méditation, cette imagination créatrice, apa-
nage exclusif des âges qui suivent l'enfance, ne
sont-elles pas le cachet auquel on reconnaît
l'énergie du cerveau ? Nous dirons donc, avec
M. Virey (1), que c'est l'expression des organes,
que c'est la voix du corps qui crie dans les
entrailles de l'enfant, qui lui fait chercher la
mamelle et qui la lui fait sucer; qui apprend à
l'agneau naissant à reconnaître sa propre mère
dans un vaste troupeau; c'est l'instinct de sa
conformation qui enseigne le jeune chevreau à
heurter de la tête, comme s'il avait déjà des
cornes, et pour ainsi dire des idées innées de
ses cornes; c'est le même instinct qui porte
l'animal à distinguer, parmi les herbes, les plus
salutaires pour sa nourriture. On a apporté
d'Afrique et d'Asie, des œufs d'oiseaux chan-
teurs, appelés *veuves* (*emberiza paradisea, regia,
principalis*, Lath., et autres espèces), et de Ben-
galis (*fringilla Bengalus et amanduva*, Lath.).
Ces œufs, couvés par des serins, ont produit des
oiseaux qui n'avaient donc jamais reçu d'instruc-
tion de leurs parens ; cependant ils ont chanté,

(1) Voy. Dict. des scienc. méd., t. XII, p. 244.

ils ont construit des nids, ils ont montré, comme leurs parens, les mêmes habitudes (1).

Enfin, aux diverses preuves que nous venons de donner pour faire voir que le cerveau n'est point l'organe prédominant dans l'enfance, vient encore s'en ajouter une autre et plus authentique et plus péremptoire : elle va nous être fournie par l'expérience de tous les temps et de tous les lieux. Ainsi, les anciens et les modernes, les Grecs et les Romains, les Arabes et les Français, toutes les nations enfin qui cultivent les belles-lettres et les sciences, nous apprennent que, dans les cas où les facultés intellectuelles sont extrêmement développées avant l'époque consacrée par la nature, il en résulte aussitôt mille désordres plus ou moins funestes, et ils vivent, pour me servir d'une belle expression de Malherbe :

« Ce que vivent les roses, l'espace d'un matin. »

L'on peut citer Quintilien le fils qui, à peine entré dans la dixième année de sa vie, avait acquis, ainsi que nous l'apprend son père (2),

---

(1) On peut voir aussi, à ce sujet, des expériences très-concluantes, faites par M. Blackwall, dans la Revue britannique, t. VI, n° 12, juin 1826, p. 363. Il est impossible, après en avoir pris connaissance, de partager les idées émises par Buffon.

(2) Lisez le prologue que ce célèbre rhéteur a mis à la tête du 6e livre de ses Institutions.

une connaissance parfaite des langues grecque et latine, etc. Il mourut fort jeune. L'on peut citer aussi le fameux Pic de la Mirandole qui, à 18 ans, savait et parlait vingt-deux langues, comme le prouve la thèse *De omni re scibili*, qu'il soutint à Rome en présence du Pape, du sacré Collége, et d'une foule de spectateurs, accourus de toutes les parties de l'Italie pour voir ce prodige d'érudition. Il n'avait pas 32 ans lorsqu'il mourut.

Hermolaüs Barbarus, sénateur de Venise, et ambassadeur de la république à Rome, était regardé, dès son jeune âge, comme l'homme le plus savant de son temps, sans excepter même Pic de la Mirandole, son ami particulier. Il fournissait à toutes sortes d'entretiens, et discourait si à propos sur toutes les matières qui se présentaient, qu'on était convaincu qu'il n'y avait rien de superficiel, ni rien de trop borné dans ses connaissances. Il ne vécut pas 39 ans.

Pierre de Lamoignon, qui était également un enfant très-instruit, mourut à 24 ans.

Janus Douza, ou Jean Vander Doez, était, dans son enfance, excellent philologue, bon poète, grand philosophe et habile mathématicien. Il avait de plus une connaissance exquise de toute la jurisprudence et de l'histoire. Outre les poésies diverses qu'il fit dans son bas âge , nous avons des commentaires de lui sur différens poètes latins , qui font voir que l'opinion qu'on avait de son savoir , n'était pas fausse. Ceux qu'il fit sur les comédies de Plaute, sont les fruits de la 16ᵉ année de sa vie , et il n'avait que 19 ans lorsqu'il publia son livre des Choses célestes et sa dissertation sur l'Ombre. Ses commentaires sur Catulle , Tibulle et Properce , sont de la même année. Il mourut à la Haye , l'an 1597, âgé de 25 ans 11 mois et 4 jours.

Édouard VI , roi d'Angleterre , écrivait au roi son père et à l'archevêque de Cantorbéry , son parrain , des lettres en latin , avant l'âge de 8 ans. Jérome Cardan assure qu'il possédait parfaitement , à l'âge de 15 ans , les langues latine , française , grecque , italienne et espagnole. Il ajoute que ce jeune prince était capable de tout dès ce temps-là ; qu'il avait appris la logique , la musique , la physique , etc. Il mourut âgé de 16 ans , avec la réputation d'un prince savant dans les langues, les arts libéraux, la philosophie , les mathématiques , et sur-tout dans la politique.

Enfin, car il faut se borner dans cette nomenclature qui pourrait être fort longue , Jean-Philippe Baratier est le plus prodigieux de tous les enfans célèbres. A six ans, il savait le latin et le frangais ; à huit, le grec ; à dix, l'hébreu ; il n'avait même que 9 ans lorsqu'il donna, en 1730, dans le 26ᵉ tome de la Bibliothèque germanique, une notice de la grande *Bible rabbinique ;* il n'en avait que 12, lorsqu'il publia, à Amsterdam, en 1733, deux volumes sur l'itinéraire du rabbin Benjamin, qu'il accompagna de dissertations savantes : histoire, critique, théologie, philosophie, mathématiques, astronomie, il embrassa tout. Il mourut âgé de 19 ans 8 mois et 7 jours. Deux jeunes gens, presque contemporains de Baratier, Alexandre de Chambériot et Thomas Lebœuf, neveu du savant Abbé du même nom, périrent aussi, comme lui, victimes d'un trop grand développement des facultés intellectuelles ; le premier, à l'âge de 16 ans ; le second, à celui de 15.

D'après ce court exposé sur la physiologie et la pathologie de l'entendement humain, il est évident que la forte contention d'esprit est très-nuisible à la santé, parce qu'en général tout excès suppose des efforts auxquels l'enfant ne peut se livrer sans danger. Les nerfs, principale partie de la machine humaine, placés entre l'âme et le corps, ministres de leurs facultés respectives, portent eux-mêmes, en transmettant à l'un le mal de l'autre, la peine de leurs excès et de leurs erreurs.

D'autres fois on a vu certains enfans dont la vaste mémoire ou l'intelligence extraordinaire étaient regardées comme un vrai prodige, ne pas conserver ce génie ou cette intelligence supérieure dans un âge plus avancé. Ainsi, Philippe Béroalde avait plus de jugement dans son enfance que dans le reste de sa vie. Bumaldus rapporte, d'après Buttius, qu'il était encore extrêmement jeune, lorsqu'il fit une critique des commentaires de Servius sur Virgile, et qu'il censura très-*judicieusement* les fautes de cet auteur, après en avoir fait un recueil qui compose un petit volume. Il vécut une cinquantaine d'années. Hermogène de Tarse, qui vivait à la fin du 2ᵉ siècle de l'Église, nous offre un exemple analogue. Après s'être fait distinguer dans son jeune âge par le brillant de son esprit ; après avoir enseigné la rhétorique à quinze ans avec beaucoup de réputation ; après avoir enfin composé à dix-huit les livres que nous avons de lui, il oublia, à vingt-quatre, tout ce qu'il savait. Aussi a-t-on dit, avec quelque sorte de justice, que ce rhéteur, qui avait été une des lumières de l'antiquité, fut condamné à faire l'enfant dans sa vieillesse, pour avoir voulu contrefaire le vieillard dans son enfance.

Quant aux phénomènes morbides qui se manifestent si souvent au cerveau, et que des médecins dont le talent d'observation ne saurait d'ailleurs être contesté, regardent comme l'expression d'une affection cérébrale primitive, on ne peut les attribuer qu'à la délicatesse et à la susceptibilité dont jouit cet organe ; ce qui tend toujours à prouver qu'on a regardé comme prédominance ce qui n'est réellement que susceptibilité. Mais en admettant même, avec Boërhaave, qu'aucune maladie des enfans n'est exempte de symptômes nerveux, ce qui semble prouvé par cette perpétuelle mobilité qui les fait passer soudain des pleurs au rire, d'une affection à une autre, est-ce une raison suffisante pour conclure que c'est le système nerveux cérébral qui prédomine ? Pour nous, nous pensons que la partie du système nerveux, dont l'énergie est la plus puissante dans cette première période de la vie, est, sans contredit, celle du grand sympathique, trisplanchnique de Chaussier, ou de ses diverses ramifications.

Quelques auteurs ont cependant avancé que ce nerf ne possédait point la faculté de transmettre le principe de la sensibilité ; mais M. Lobstein a démontré le contraire d'une manière péremptoire ; et l'argument tiré de la parfaite insensibilité de ce nerf, lorsqu'on le traite par des moyens mécaniques, chimiques et autres, ne prouve autre chose sinon que cette propriété

n'y est point aussi manifeste que dans les nerfs
de la vie de relation. Le grand sympathique,
avec ses innombrables rameaux, est donc,
ajoute le professeur de Strasbourg, un système
nerveux très-étendu (l'inspection anatomique
fait voir qu'il tient par une soixantaine de filets
à celui du cerveau et de la moelle épinière),
et qui a une sphère d'action particulière dans
l'organisme animal. Telle est aussi l'opinion de
Scarpa. Voilà sans doute ce qui dut porter
Bichat, à l'exemple de Winston, à dire que
les ganglions dont est pourvu le trisplanchnique, devaient être considérés comme de petits
cerveaux, chargés de présider à toutes les fonctions organiques. Tout ce qu'on a émis en différens temps sur l'archée, sur les centres phré-
nique et épigastrique, sur le cerveau abdominal,
découle de la même idée, et tend toujours à
prouver que le système nerveux de la vie de
nutrition a aussi un centre qui réside au creux
de l'estomac, et qui consiste dans le plexus *cœ-
liaque* ou *solaire*, ainsi nommé, parce que de
nombreux rameaux se dirigent en divers sens
vers différentes régions du bas-ventre. Ce système nerveux est donc aux organes qui composent l'appareil nutritif, ce qu'est le cerveau à
tous ceux qui composent l'appareil de relation.
On ne peut même méconnaître, en cette cir-

constance, la prévoyance ordinaire de la nature, qui a établi un cerveau intérieur ou abdominal, chargé de veiller aux fonctions qui ont pour but la nutrition de notre corps, parce que, absorbé par les méditations de l'esprit ou les passions qui l'égarent, l'encéphale aurait à chaque instant négligé les fonctions organiques, et la vie n'aurait pu se conserver avec des intermittences d'action. Mais ces deux systèmes nerveux, quoique séparés et distincts, et quoique ayant chacun une sphère d'activité particulière, n'en sont pas moins dans une dépendance mutuelle. Ce n'est même que par les communications diverses du système nerveux ganglionnaire avec celui de la vie de relation, que les impressions douloureuses des organes digestifs sont transmises à l'encéphale ou à ses dépendances.

A l'aide de ces considérations, on se rend facilement raison de la fréquence des phénomènes pathologiques qui, dans le plus grand nombre de cas, font croire à l'existence d'une affection cérébrale, ainsi que le prouvent les observations que nous rapportons dans la troisième partie de ce Mémoire, et qui ont pourtant leur source dans la cavité abdominale. L'ouverture des cadavres, en effet, nous a fait voir tantôt le cerveau et ses annexes parfaitement sains; tantôt seulement des désordres bien évidemment consécutifs à une gastro-entérite , à une affection vermineuse , etc. , etc. Enfin , dans d'autres cas , le traitement que nous avons mis en usage est venu confirmer ce point de doctrine , et achever de dissiper tous les doutes qu'on pourrait élever à cet égard.

CHAPITRE II.

LES ORGANES DIGESTIFS SONT DANS L'ENFANCE LES ORGANES PRÉDOMINANS.

Il ne suffit point d'avoir prouvé , d'une manière péremptoire , contre l'opinion généralement reçue , que le cerveau n'est point l'organe prédominant dans l'enfance ; il s'agit actuellement d'établir , si c'est , comme nous l'avons énoncé plus haut , l'estomac et l'intestin grêle qui jouissent de cette supériorité momentanée sur le reste du corps , et que nous avons désignée sous le nom de *prédominance*.

Si nous ouvrons le livre de la nature , nous y verrons tous les phénomènes propres à établir ce genre de preuves. Mais que sont ces phénomènes aux yeux du médecin physiologiste ? C'est le résultat de l'action de certains organes (1);

_____

(1) Si nous portons nos regards sur le tube digestif de l'enfant, nous voyons que sa longueur est de six à huit fois celle de tout

et personne n'ignore que *l'enfance,* comme la
jeunesse, la *virilité* et la *vieillesse,* présentent à
l'anatomo-physiologiste des organes particuliers,
dont l'action et l'énergie sont en rapport im-
médiat avec les phénomènes qui sont propres à
chacune de ces quatre grandes divisions. Ainsi, le
phénomène que nous observons dans l'enfant est
l'accroissement de ce petit être, et à ce grand
acte se trouve subordonné tout ce qui se passe
dans l'économie. Or, s'il est vrai, et ce point est
incontestable, que l'accroissement soit, à cette
époque, le principal, j'ai presque dit l'unique
but où tende la nature, il doit en résulter que
les organes destinés à la nutrition, foyer qui sert
de centre à tous les mouvemens, doivent offrir
une énergie plus marquée, et avoir une prédominance réelle sur toutes les autres parties. C'est
une vérité que n'auraient jamais dû permettre
d'ignorer les progrès rapides de l'organisme,
un appétit sans cesse renaissant et une digestion
extrêmement active, parce qu'il faut qu'elle soit
proportionnée au besoin qu'a le jeune individu
de croître et de réparer. Mais, me dira-t-on,

---

le corps, et que l'intestin grêle, qui commence à l'estomac et
s'abouche en bas dans le gros intestin, forme à lui seul les quatre
cinquièmes de tout le canal intestinal. Or, n'est-ce pas dans cette
sorte d'hypertrophie qu'on doit chercher la raison de la plupart
de ses maladies ?

comment une chose aussi frappante peut-elle avoir été si généralement méconnue? C'est que « les pensées les plus simples échappent, par leur simplicité même, aux esprits les plus élevés. » (Laromiguière, *Leçons de philosophie*, t. I.)

Si nous examinons actuellement ce qui se passe chez l'homme fait, nous voyons que la délicatesse de l'estomac, la débilité de la puissance digestive, sont extrêmement favorables au développement des facultés intellectuelles, c'est-à-dire que, lorsque celles-ci sont très-développées, les organes digestifs se trouvent, au contraire, plongés dans l'inertie. C'est ce qui se trouve très-bien exprimé dans cette phrase si connue d'Amatus Lusitanus : « Un mauvais estomac, dit-il, suit l'homme de lettres, comme l'ombre suit le corps. » Nous avons appris, en effet, dans l'étude de la physiologie, que plus un organe acquiert de force, plus les autres ont de faiblesse, parce que, la somme de nos forces vitales étant limitée, ce que l'une obtient en plus est aux dépens des autres. Or, rien ne s'oppose plus aux opérations de la pensée que la digestion, et *vice versâ*. D'un autre côté, tout le monde sait également qu'une preuve aussi manifeste que réelle de l'infériorité des facultés intellectuelles, consiste dans un grand développement des forces musculaires, et se rencontre ordinairement chez ces individus doués de ce tempérament que j'appelle *gulosum* (1), c'est-à-dire, chez ces espèces de brutes voraces qui ne vivent que pour manger, *quorum deus venter est*, pour parler le langage d'Horace. Nous lisons, au contraire, dans Celse, que les gens de lettres sont faibles, tristes, maigres, pâles ; et dans la vie des hommes illustres de Plutarque, que Cicéron mangeait très-peu à cause de la faiblesse de son estomac, et qu'il était si maigre qu'il ne semblait composé que de peau et d'os. Sénèque, Virgile, Pope, etc., étaient si décharnés qu'ils ressemblaient à un squelette. Que de savans pourraient s'approprier ce vers d'Ovide :

Vix habeo tenuem quæ tegat ossa cutem.

La nutrition et l'accroissement sont donc les deux actes principaux dont doit s'occuper et dont s'occupe la nature durant les premières années de la vie. On sent dès-lors qu'il faut la laisser faire, et se bien garder de contrarier ses efforts, son travail, dans cette direction primitive. Il est évident, en effet, pour tout homme qui sait observer et réfléchir, que l'éducation des facultés

---

(1) *Vid.* une excellente dissertation sur les tempéramens, soutenue par M. Jonac, à la Faculté de Médecine de Montpellier, an. 1824, n° 16.

physiques doit passer avant celle des facultés
morales et intellectuelles. Mais si, par une insti-
tution mal entendue, il nous arrive d'intervertir
cet ordre ; si, au lieu de laisser à l'enfant le
temps nécessaire pour la nutrition et l'accroissement, nous voulons faire briller l'homme moral
et intellectuel de tout l'éclat qu'il peut jeter à
l'époque où l'homme physique doit être cultivé
avec soin, il en résultera nécessairement des
fruits précoces qui n'auront ni maturité, ni
saveur, et qui ne tarderont pas à se corrompre.
On voit bien briller alors, dans la république
des lettres, dit M. Cailleau, des enfans célèbres
avant le temps d'une juste célébrité ; mais, pareils
à ces corps célestes qui scintillent un moment à
la brillante voûte des cieux, et qui disparaissent
avec la rapidité de l'éclair, ces jeunes sujets
obtiennent notre admiration sans doute, mais
nous ne faisons que passer, ils ne sont déjà plus.
Toujours tristes, toujours mélancoliques comme
Pascal, sans cesse occupés d'idées profondes et
d'écrits au-dessus de leur âge, ils voient l'acte
de la nutrition s'altérer de jour en jour, et
les tenir constamment dans un état de faiblesse
et de langueur. Le cerveau exerce alors une
influence prédominante et vicieuse ; il devient
comme le centre de tous les goûts, de tous les
penchans, de toutes les affections, lorsqu'on le

fait trop vivre, **a** dit, avec son énergie ordinaire, Van-Helmont, qui eut si souvent des idées profondes et pleines de sagesse. Sa force est surabondante, et toutes les autres parties de l'économie animale souffrent de cet excès qu'il appelle *exubérant..* Il ne faut donc jamais, s'il est possible, que cet organe si essentiel se fasse centre dans le premier âge de la vie, où l'on doit tâcher d'avoir des fleurs, pour avoir un jour des fruits excellens.

CHAPITRE III.

LES MALADIES DES ENFANS ONT, EN GÉNÉRAL, LEUR SIÉGE DANS LES ORGANES DIGESTIFS.

Si cet axiôme établi en physiologie est vrai, que plus un organe remplit de fonctions, que plus il est exercé, et plus il est exposé à être affecté ; nous sommes naturellement conduit à poser en principe, que presque toutes les maladies des enfans ont leur siége dans le tube digestif, d'après la prédominance dont il jouit. Cette opinion n'est point le fruit de l'imagination ; elle repose toute entière sur l'observation la plus exacte, et se trouve consignée d'ailleurs dans les ouvrages de Van-Helmont, de Baglivi, d'Ettmuller, de Rega, de Sennert, de Cheyne ;

de Tissot , d'Alphonse Leroy , de Lespagnol, de Baumes , de Hallé , de Ranque , de Gardien , de Broussais , et de tous ceux qui savent réduire à leur juste valeur les idées hypothétiques que l'on émet en médecine (1).

Vainement on voudrait éluder la conviction que doit faire naître tout ce que nous avons dit, lorsque sur-tout cela se trouve confirmé par de pareilles autorités. Et pourquoi contesterait-on cette tendance qu'ont les maladies à se porter, dans le premier âge, vers les organes digestifs ? Tous les bons observateurs n'ont-ils pas dit qu'un développement trop brusque, trop précoce, des facultés intellectuelles, peut engendrer l'hydro-céphale aiguë ou telle autre affection cérébrale , par l'accumulation des forces qui s'est faite sur le cerveau ? L'accroissement précipité des organes contenus dans la poitrine, n'occasionne-t-il pas également des maladies très-dangereuses, telles que des pneumorrhagies, des phthisies, des hypertrophies du cœur, etc.? (Morgagni.) Or, il est évident que ces affections ne peuvent être considérées que comme le produit d'une

_____

(1) L'auteur d'un ouvrage qui vient de paraitre sur les maladies des enfans nouveau-nés, M. le Dr Denis, a très-bien signalé la fréquence des affections abdominales ; mais on peut lui reprocher de n'avoir pas assez étudié l'influence des organes digestifs sur le cerveau.

aberration de la nutrition; et, ce qui vient à l'appui de cette assertion, c'est que de telles maladies ne sont avantageusement combattues que par tous les moyens propres à dissiper cet appareil de forces vicieusement concentrées sur ces parties : *ita ut morbus per totum corpus dispergatur, ait Hippocrates.*

Il suffit, je pense, de ce simple coup-d'œil pour voir que les maladies sont en harmonie avec la disposition des organes; qu'elles y sont comme attachées par la nature ; qu'elles en découlent nécessairement. Les faits jaillissent donc de toutes parts pour confirmer le point de doctrine que nous cherchons à établir. Mais, comme la vérité chemine lentement, et que quelques esprits difficiles pourraient bien ne pas être satisfaits des preuves que nous avons fournies à l'appui de la pathologie du premier âge, je leur dirai : ne perdez jamais de vue que l'altération essentielle, primitive, de l'estomac et de l'intestin grêle se prononce d'une manière très-modérée (1), comparativement aux accidens tumultueux qui la couvrent, et qui sont

---

(1) MM. Prost et Broussais ont sur-tout très-bien démontré que l'inflammation de la tunique interne de la membrane muqueuse gastro-intestinale a lieu souvent et pendant long-temps sans douleur locale, qu'elle produit le trouble des fonctions animales, qu'elle se manifeste, en un mot, par des sympathies éloignées.

fournis secondairement et par sympathie par le cerveau et ses annexes. Pour reconnaître le point de départ de ces désordres, il faut sans doute être doué de beaucoup de sagacité; toutefois, elle n'est pas à beaucoup près aussi nécessaire qu'une connaissance profonde des lois de la vie, et sur-tout de la prédominance des organes digestifs.

Je leur dirai : multipliez les autopsies cadavériques ; faites-les avec soin ; cherchez-y les rapports des maladies abdominales et des désordres cérébraux, et vous ne tarderez pas à vous assurer que celles qui vous auront paru d'abord les moins adaptées à cette idée éminemment pratique, s'y rallieront néanmoins de la manière la plus heureuse. Cette manière de procéder fera naître bientôt, parmi tous les praticiens, nous osons l'espérer, la conviction intime que si la vie des enfans a été par trop souvent compromise, c'est qu'on n'a pas suivi cette marche rationnelle, que nous nous plaisons à signaler, et qui doit désormais devenir la base de toute méthode curative.

Une chose bien digne de remarque, c'est que, dans toutes les maladies sympathiques qu'on observe dans l'enfance, on n'y rencontre jamais ces cruelles affections, qui nous privent de la plus belle portion de notre existence, de

l'usage des facultés intellectuelles ; tandis que
les aliénations mentales sont si fréquentes chez
l'homme fait. Cette réflexion, qui se présente
tout naturellement, et qui ne fait que donner
une nouvelle force à notre manière de voir,
nous porte à cette conséquence rigoureuse, que
si l'on n'observe point la mélancolie, la manie,
dans le premier âge, c'est que les facultés intellectuelles ne sont pas encore son partage, et
que l'on ne peut perdre que ce que l'on a. Nous
ferons remarquer, en outre, que les insensés
ont en général un appétit qui tient presque de
la voracité. Ne dirait-on pas qu'il y a échange
de fonctions entre ces deux systèmes ? Ce qui
semble justifier cette assertion, c'est que si ces
individus reprennent l'usage de la raison pendant
un temps plus ou moins long (les intermittences
dans ces maladies sont, en effet, assez fréquentes), on voit aussitôt l'énergie des organes
digestifs diminuer, et ne reparaître que lorsque
ces malheureux sont de nouveau privés de ces
facultés incompréhensibles de notre être. C'est
là ce que j'ai été à même d'observer chez une
personne du sexe qui se trouve dans cette fâ-
cheuse position.

Bien que les considérations dans lesquelles
nous sommes entré, paraissent suffisantes pour
rendre raison de cette prédilection, si je puis

m'exprimer ainsi , qu'ont les maladies d'aller se fixer dans les premières années sur l'estomac et les intestins , nous devons cependant signaler tout ce qui peut servir à en donner encore , s'il est possible , une explication plus satifaisante.

Or , si par l'exercice de ses fonctions , le système digestif se trouve toujours en contact avec des agens extérieurs, et en corrélation avec la peau , ce siége de la perspiration cutanée , on doit dès-lors concevoir qu'une cause même légère , qui dans un autre temps n'aurait pas occasioné le moindre dérangement dans la santé, ou bien qui aurait produit des maladies diffé-rentes , porte aisément ce système au degré de suractivité morbide, d'où résulte l'inflammation de la membrane muqueuse gastro - intestinale. Cette phlegmasie est peut-être la maladie la plus fréquente de cet âge , et cependant à peine en est-il fait mention dans les auteurs ; aussi est-elle malheureusement très-souvent méconnue, et peut-être encore plus souvent confondue avec la méningite. Cette double erreur tient , d'une part, à ce que, perdant de vue que la vitalité est alors en excès (1) , l'on a considéré les

____

(1) Presque toutes les maladies des enfans, en effet, sont in-flammatoires, et si elles ne sont pas aussi franchement inflam-matoires que dans l'âge adulte, c'est qu'elles sont balancées par l'abondance des sucs muqueux qui gorgent alors le tissu cellulaire.

maladies de l'enfance comme présentant toutes le cachet de la faiblesse : de-là , l'abus des toniques , des stimulans ; de l'autre , en ce que l'inflammation du système digestif présente à cet âge un caractère tellement latent , que le plus souvent on n'en soupçonne pas même l'existence, et enfin en ce que l'altération de celui-ci attaque immédiatement le cerveau, en vertu de l'étroite sympathie qui unit ces deux organes : de-là , tous les symptômes qui peuvent faire croire à une maladie cérébrale idiopathique ou primitive.

Une affection vaguement indiquée par Rœderer et Wagler, signalée d'une manière moins équivoque dans les observations publiées par Hunter , et décrite par les médecins sous le nom de *perforation spontanée de l'estomac ,* a donné lieu également à beaucoup de méprises. Plus tard , Jæger écrivit sur le même sujet ; mais ses idées ne présentèrent point encore ce degré d'exactitude qu'on était en quelque sorte en droit d'exiger de cet observateur. Après avoir combattu l'opinion émise par Hunter sur le *ramollissement gélatiniforme* de l'estomac et des intestins ; après en avoir donné la description ; après en avoir cité les exemples qui s'étaient offerts à son observation ; après lui avoir assigné deux marches , l'une subite et

l'autre lente ; après avoir enfin exposé les symptômes propres à chacune, le médecin aulique
s'occupe de la partie qui pouvait en dévoiler la
nature, de l'autopsie cadavérique. Notre intention n'est point de signaler ici tous les résultats
extispices que lui ont fournis les individus qui
avaient succombé ; mais nous ne pouvons nous
empêcher de dire que la membrane muqueuse
gastro-intestinale semblait toujours convertie en
une sorte de mucus gélatineux, soit dans toute
son étendue, soit dans quelques points isolés.
Eh bien ! avec des faits si précieux, cet auteur,
chose presque incroyable ! laissa échapper la
vérité qu'il lui eût été néanmoins si facile d'embrasser. Comment, en effet, ne pas reconnaître
que ce ramollissement n'était qu'un produit de
la gastro-entérite? On pense bien qu'une fois
engagé dans l'erreur, l'auteur dut faire usage
d'une thérapeutique tout-à-fait irrationnelle, et
par conséquent très-funeste. Aussi M. Broussais,
dont on ne peut plus taire le nom quand il
s'agit de phlegmasies, ne manque pas de lui en
faire les plus vifs reproches. Il blâme également
les opinions plus ou moins gratuites que les
Hunter, les Chaussier, les Fleischmann, et
plusieurs médecins allemands ont émises tour-
à-tour pour expliquer cette altération gastro-
intestinale. Le Professeur du Val-de-Grâce était

trop sur son terrain pour ne pas combattre vic-
torieusement ces diverses hypothèses , et pour
ne pas prouver , d'une manière péremptoire ,
que le ramollissement gélatiniforme n'est qu'un
mode de terminaison de l'inflammation des
organes digestifs.

Cette idée a été aussi exprimée par M. Cruveilhier , à qui nous devons en outre un diagnostic plus exact , plus facile , et un traitement
plus simple , plus rationnel. C'est ce dont on
peut s'assurer en consultant l'excellente Monographie (1) qu'il a publiée sur cette affection ,
qui régna épidémiquement à Limoges , sa ville
natale où il pratiquait alors la médecine , et
dans les environs , à la fin de l'été de 1819 ;
affection à laquelle cet observateur a donné le
nom de *gastro-intestinale* des enfans avec *désorga-*
nisation gélatiniforme, et qui a , comme on peut
le voir par le tableau qu'il en trace , beaucoup
d'analogie avec l'hydrocéphale interne , ou *ma-*
ladie cérébrale. Ces deux affections , en effet ,
si différentes par leur siége , ont néanmoins des
caractères de ressemblance tellement frappans ,
que les praticiens paraissent les avoir presque
toujours confondues.

_____

(1) Médecine-pratique éclairée par l'anatomie et la physiologie
pathologique; premier cahier , Paris 1822,

Le développement, dans l'intérieur du canal intestinal, de ces animaux parasites, connus sous le nom de vers, entraîne aussi la même erreur, qui est également beaucoup plus fréquente qu'on ne croit (1).

Un amas de mucosités ou de matières bilieuses contenues dans l'estomac et les intestins, de mauvaises digestions, le développement progressif ou subit de gaz, etc., peuvent encore donner lieu aux mêmes résultats. On sent cependant combien il importe de décider si les accidens que l'on observe sont primitifs ou sympathiques. L'erreur dans ce cas est meurtrière.

Il ne faut donc jamais perdre de vue, dans le traitement des maladies des enfans, cette liai-

---

(1) Je sais bien que quelques médecins affectent aujourd'hui de ne pas y croire ; ils vont même jusqu'à regarder cette considération comme puérile, comme oiseuse. Mais ce superbe dédain pourra-t-il résister aux faits que nous citons dans notre troisième partie, et qu'il nous eût été si facile de multiplier ? Ne rejetons donc point certaines idées, par cela seul qu'elles appartiennent à ce que quelques-uns nomment la *vieille médecine*, ou qu'elles ne s'accordent point avec leurs opinions. Sachons conserver cette noble vénération que méritent les anciens, et ne refusons jamais aux modernes celle qui leur est due. Tous ont contribué à agrandir le domaine de la science; tous nous ont donné de bons préceptes ; tous nous ont laissé de véritables canons pratiques. Pourquoi cette maxime si connue de Baglivi n'est-elle pas la devise de tous les médecins ? « Je ne suis, disait l'illustre praticien de Rome, ni pour les anciens, ni pour les modernes: je suis pour la raison et la vérité. »

son étroite qui existe entre l'abdomen et l'encéphale ; liaison qui a été si bien signalée par la
plupart des auteurs anciens, et mieux encore par
les modernes, notamment par J. H. Rahn (1),
et de nos jours par MM. Prost, Broussais, etc.
Toutefois, gardons-nous bien de regarder, à
l'exemple de ces derniers, les affections de l'encéphale comme étant toujours l'effet sympathique d'une irritation primitive de la membrane
muqueuse gastro-intestinale (2). Gardons-nous
bien aussi d'adopter l'opinion contraire, c'est-
à-dire, celle de certains partisans du système

---

(1) *Mirum inter caput et viscera abdominis commercium.*
Gœtt. 1771.

(2) Autant cette assertion est vraie dans le plus grand nombre
des maladies des enfans, autant elle nous parait fausse dans
les maladies des âges suivans, mais principalement chez l'adulte
où le cerveau est alors l'organe prédominant. Il n'est pas difficile de prévoir que je n'entends désigner par là que l'homme,
qui, par un exercice plus ou moins répété de ses facultés intellectuelles, fait un centre de cet organe. Car il serait par trop
ridicule de regarder, d'après le sens que nous avons attaché
au mot prédominance, le cerveau de tous les adultes, des porte-
faix, des cultivateurs, par exemple, comme exerçant un empire
réel sur tous les autres systèmes d'organes. Cela seul suffit pour
faire sentir tous les inconvéniens attachés à cette ancienne dis-
tinction, émise par presque tous les auteurs ; je veux parler
de l'opinion de ceux qui fixent la prédominance du cerveau
dans l'enfance, celle de la poitrine dans l'adolescence, celle du
système gastrique dans l'âge mûr, et celle du système urinaire
dans la vieillesse.

nerveux, qui prétendent qu'il faut toujours diriger vers le cerveau les moyens thérapeutiques,
même dès l'apparition des premiers symptômes.
En nous plaçant entre ces deux extrêmes, nous
obtiendrons, n'en doutons pas, des résultats
que se flatteraient en vain d'obtenir les fidèles
sectateurs de l'une ou l'autre de ces deux opinions exclusives. Mais, pour les obtenir ces résultats, que de difficultés à vaincre ! Il est très-
difficile, en effet, de distinguer l'inflammation
de la partie profonde de la membrane muqueuse
gastro-intestinale, qui d'ailleurs, comme nous
l'avons déjà noté, a un caractère extrêmement
latent de la maladie cérébrale des enfans, mais
principalement des nouveau-nés, si l'on se
rappelle sur-tout combien peu est développée
chez ces derniers la vie de relation. Cependant,
sans un diagnostic exact, l'observation la plus
scrupuleuse ne conduit qu'à des résultats infi-
dèles, et la thérapeutique ne repose que sur de
mauvaises bases.

Mais, tout en appréciant les difficultés que
présente le diagnostic des maladies des enfans,
n'allons pas, pliant devant les préjugés qui ont
si souvent nui aux progrès de la science, répéter,
avec le ton de la conviction, comme le prati-
quent tous les jours des médecins fort recom-
mandables d'ailleurs, que les maladies des enfans

offrent des difficultés insurmontables, ou sont
du moins beaucoup plus difficiles à reconnaître
que celles des adultes. Cette sentence désolante ,
dit M. Desruelles(1), éloigne les jeunes médecins de l'étude spéciale des maladies de l'enfance,
et , avant même que l'expérience leur ait donné
les moyens d'apprécier le degré de confiance
qu'elle mérite , ils entrent dans la carrière médicale préoccupés de cette idée. Aussi beaucoup
d'entre eux ne donnent qu'une légère attention
aux maladies des premiers âges de la vie ; ils
les appréhendent comme s'ils étaient convaincus
que tout n'est qu'incertitude dans leur diagnostic,
et qu'empirisme dans leur traitement.

Le passage suivant , que nous lisons dans la
Médecine-pratique de M. Cruveilhier , nous a
paru tellement propre à déraciner le préjugé
contre lequel nous nous élevons, que nous n'avons
pu résister au desir de le transcrire en entier.
Nous sommes privés , il est vrai , dans le diagnostic des maladies des enfans , dit le Professeur
de Paris , de tous les renseignemens que peut
donner le malade lui-même ; mais aussi nous
avons des corps neufs à traiter ; mais les organes

(1) Conférez le Mémoire sur les difficultés que présente le
diagnostic des maladies des enfans, etc., qu'il a publié dans le
Journal général de Médecine, t. LXXVII, p. 163.

souffrans parlent aux sens du médecin habile
à les interroger, d'une manière bien plus élo-
quente que tous les discours ; mais nous sommes
délivrés de ces affections morales, de ces préjugés d'éducation, de ces maladies antérieures,
de ces récits mensongers où l'on semble prendre
à tâche de nous induire en erreur en dénaturant
les faits, en insistant sur les choses accessoires ;
en glissant légèrement sur les choses impor-
tantes, ou en les omettant tout-à-fait ; en nous
traçant, pour ainsi dire d'avance, la ligne dans
laquelle nous devons marcher, sous peine de
perdre la confiance et de passer pour un mauvais médecin. Disons donc que les maladies des
enfans, prises à temps, sont en général plus
faciles à guérir que celles des adultes ; que si
l'activité de la nutrition et de tous les mouvemens organiques rend les désordres bien plus
rapides, la même activité rend les remèdes bien
plus efficaces.

CHAPITRE IV.

SYMPATHIES PATHOLOGIQUES DE LA MEMBRANE MUQUEUSE GASTRO - INTESTINALE ET DE LA MÉNINGINE.

Pour achever de porter la conviction dans
l'esprit de nos lecteurs, nous allons faire con-

naître, dans ce chapitre, les résultats que l'a-
natomie pathologique, ce complément de la
science médicale, nous a fournis relativement à
la liaison qui existe entre le canal intestinal et la
méningine. Cette liaison est tellement étroite,
dit un laborieux anatomo - pathologiste, M.
Scoutetten (1), que, quand le premier est irrité
d'une manière aiguë ou chronique, la membrane du cerveau participe toujours aux mêmes
nuances d'irritation.

Cette proposition ne me paraît rigoureusement vraie, que lorsque l'inflammation de la
membrane muqueuse gastro-intestinale se trouve
bien établie, encore même faut-il qu'elle existe
depuis un certain temps, pour que celle de la
membrane du cerveau ait pu se développer. Sans
doute, en vertu de l'étroite sympathie qui unit
ces deux membranes, celle du cerveau doit partager instantanément les souffrances de l'autre ;
mais n'y aurait-il pas de l'exagération à dire,
que les phénomènes qui se manifestent sont l'expression fidèle de la méningite? Pour nous, nous
pensons qu'elle n'existe point encore, comme
le prouvent la plupart des faits que nous avons

---

(1) Voy. les Recherches d'anatomie pathologique que cet auteur
a consignées dans le Journal universel des sciences médicales,
t. XXVIII, p. 257 et suiv.

consignés dans notre troisième partie, mais que
les symptômes observés alors sont comme une
sentinelle vigilante, qui nous avertit du danger
auquel les malades se trouvent exposés.

Quoi qu'il en soit, pour éviter les erreurs,
M. Scoutetten a recherché quel est l'état normal
de la membrane du cerveau, désignée par M.
Chaussier sous le nom de *méningine*. Des observations sur des animaux vivans, sur des animaux
qu'il avait fait périr, et sur des hommes qui
avaient succombé à quelque mort violente, lui
ont démontré que, dans l'état naturel, cette
membrane est parfaitement transparente dans
tous ses points; qu'elle ne présente des granulations que sur quelque endroit de sa surface; que
ses plus gros vaisseaux sont seuls remplis de sang;
qu'elle n'offre par conséquent point d'injection
dans tout le réseau capillaire, et sur-tout qu'on
ne remarque à sa surface aucune exsudation
sanguine. La partie de cette membrane qui
recouvre la face supérieure du cerveau, est en
tout semblable à celle qui se trouve placée à la
partie inférieure de l'encéphale.

Toutes les fois donc que la méningine ne sera
pas mince, pâle, transparente et sans aucune
adhérence, elle sera dans un état pathologique.

Il est digne de remarque que, parmi les
membranes du canal intestinal, la membrane

muqueuse seule détermine le phénomène dont il est ici question ; la membrane séreuse enflammée n'y concourt en rien. Chez un sujet qu'une péritonite aiguë a fait périr, la méningine est parfaitement saine, si la membrane muqueuse de l'intestin n'a pas été préalablement altérée.

Lors donc, observe M. Scoutetten, que la membrane muqueuse du canal intestinal vient à être enflammée d'une manière aiguë, la méningine participant à cette nuance d'inflammation, ses vaisseaux sont injectés ; ils forment des plaques rouges sur un ou plusieurs points de sa face supérieure ; quelquefois on y remarque des exsudations sanguines plus ou moins abondantes. Toutes ces altérations sont partielles et se font principalement remarquer sur les lobes antérieurs du cerveau, et sur les parties latérales de cet organe, quand l'irritation est peu vive ; mais si l'inflammation du canal intestinal est violente, presque toute la méningine est enflammée, d'une couleur rouge très-foncé ; elle est sèche et luisante. Quelquefois il se forme entre les deux feuillets de cette membrane une exsudation albumineuse qui ressemble parfaitement à du pus. Quand l'inflammation est violente, souvent des adhérences se forment entre les deux hémisphères, et ce n'est qu'avec peine

qu'on parvient à rétablir la grande scissure in-
terlobaire. Les prolongemens de cette membrane, qui pénètrent entre les circonvolutions
du cerveau, sont très-rouges, très-injectés ; ils
adhèrent ordinairement avec beaucoup de force,
et ce n'est qu'avec la plus grande difficulté qu'on
parvient à séparer quelques lambeaux de la
membrane.

DEUXIÈME PARTIE.

CHAPITRE I.er

DIAGNOSTIC.

Tracer actuellement le tableau des signes qui
sont propres à la gastro-entérite, à la maladie
que M. Cruveilhier a désignée sous le nom de
gastro-intestinale des enfans, *avec désorganisation gélatiniforme*, aux affections vermineuses,
etc., et de ceux qui appartiennent à la méningite (1), à l'hydrocéphale aiguë, afin de pou-

_____

(1) Plusieurs écrivains modernes comprennent sous ce nom,
l'inflammation de toutes les membranes du cerveau, du cervelet
et de la moelle épinière ; mais l'anatomie pathologique et l'observation clinique établissent des différences assez tranchées pour
empêcher de les confondre. Nous réservons donc le nom de
méningite à l'inflammation de l'arachnoïde et de la pie-mère,
attendu qu'elle les affecte ordinairement à la fois, et que d'ailleurs les symptômes sont absolument les mêmes.

voir distinguer les cas où ces affections cérébrales sont primitives ou sympathiques, telle est
la tâche difficile qu'il nous reste à remplir.

Si le diagnostic des maladies de l'enfance offre
des difficultés incontestables, c'est 1° parce que
les inflammations paraissent alors très-légères;
on ne les voit pour ainsi dire qu'en minia-
ture (1); 2° parce que les sympathies étant très-
actives, très-énergiques, les symptômes cérébraux, qui se manifestent presque en même
temps, en imposent par conséquent à des médecins même très-expérimentés; 3° parce qu'à
cet âge, les enfans ne rendent point compte de la
douleur et de son intensité, deux circonstances
cependant qu'il est de la plus haute importance
de bien connaître,

CHAPITRE II.

CARACTÈRES DE LA GASTRO-ENTÉRITE.

A quels signes peut-on donc s'assurer de
l'existence de cette inflammation du système
digestif, qui présente un caractère de danger
d'autant plus grand, qu'il a des liaisons avec

---

(1) Cela s'observe principalement dans les premières années
de la vie.

tout le reste de l'économie, et particulièrement
avec le système nerveux cérébral? Chez l'adulte,
à peine s'est-elle déclarée que des symptômes,
soit locaux, soit généraux, viennent aussitôt
nous avertir de sa présence ; quelquefois même
des phénomènes précurseurs nous la signalent.
Chez l'enfant qui ne parle pas, au contraire,
rien de semblable n'a lieu ; et des pleurs, des
vagissemens, etc., sont presque toujours les seuls
signes de sa souffrance. Le médecin est alors
réduit à faire une médecine analogue à celle des
animaux. C'est dans des indices muets qu'il doit
puiser son diagnostic ; mais, pour l'établir d'une
manière exacte, il ne doit négliger aucun moyen
d'investigation. Ainsi, il cherchera des renseignemens dans l'attitude et les mouvemens des
enfans qui ne peuvent point encore rendre compte
de leur douleur, et assigner avec précision son
point de départ. L'étude de la physionomie est ici
de la plus haute importance. C'est sur ce tableau
mouvant, qui n'est pas encore façonné par l'expérience, qu'on découvre le mal qui tourmente
l'enfant. Ses cris sont sur-tout le langage le plus
expressif, le plus éloquent. Il faut alors, plus que
dans tout autre cas peut-être, faire usage du stéthoscope ; explorer soigneusement tout le corps ;
s'assurer si toutes ses parties sont régulièrement
conformées ; si elles ne contiennent point quelque

substance étrangère, et reconnaître enfin celles qui sont douloureuses à la pression. Celle-ci, pratiquée sur l'abdomen, fait pousser des cris, qui annoncent la douleur qu'ils y ressentent. Elle est encore très-utile chez les enfans qui sont dans un état profond de coma ; elle détermine des grincemens de dents, des mouvemens convulsifs aux extrémités, qui dénotent l'existence d'une inflammation de la muqueuse gastro-intestinale, que souvent aucun signe ne révélait. N'oublions pas de noter qu'on voit souvent des enfans soulever fortement l'épigastre, et le porter alternativement de droite à gauche, en même temps qu'ils fléchissent et étendent brusquement leurs membres : ce signe, qui mérite toute l'attention des praticiens, s'observe surtout chez ceux qui sont plongés dans un profond assoupissement, que des mouvemens convulsifs viennent interrompre de temps à autre. Le rejet des couvertures, le coucher en travers du lit et sur le ventre, des cris plaintifs pendant le sommeil, joints à une respiration abdominale, sont encore des signes qui ne contribuent pas peu à confirmer l'existence de la gastro-entérite.

Le médecin doit chercher ensuite par le moyen du tact, qui, soit dit en passant, a besoin de la plus grande précision, parce que c'est un des sens auquel nous sommes obligés d'avoir toujours recours, et que, dans la première enfance, c'est très-souvent le seul qu'il nous soit permis d'employer, le seul par conséquent qui puisse nous dévoiler l'existence de ses maladies; le médecin, dis-je, doit chercher ensuite à bien apprécier la chaleur morbide par l'exploration comparative des diverses régions de la cavité abdominale et des autres parties du corps, ainsi que par le rapprochement de ces différentes températures avec celles de l'état sain. Si, par exemple, la chaleur est bornée à l'épigastre, à la région ombilicale, à la fosse iliaque droite, ou si elle se dégage de toutes ces parties, et qu'il n'existe pas de péritonite, cette circonstance, notée avec soin par M. Rayer et par tous les bons observateurs, peut déjà faire soupçonner que l'inflammation affecte spécialement l'estomac, l'intestin grêle, ou qu'elle s'est établie à peu près également dans ces deux viscères. Le sentiment de la chaleur est ordinairement d'autant plus prononcé, que l'inflammation est plus intense et plus aiguë. Comme la douleur, ce symptôme augmente ou diminue dans la même proportion que l'inflammation dont il accompagne le développement. Quant à la chaleur, elle est extrêmement variable, et offre tantôt des rémissions, tantôt des exacerbations. Toutefois on peut dire, en général, que la gastro-entérite est parvenue à son apogée, lorsqu'il existe une chaleur excessive dans la région épigastrique, que la peau est sèche et âcre, en même temps qu'on observe le froid des extrémités et une soif dévorante que rien ne peut étancher. On ne doit jamais perdre de vue que la chaleur comme la douleur peuvent n'être que confusément exprimées dans beaucoup d'inflammations gastro-intestinales, même très-intenses, lorsque sur-tout celles-ci se trouvent compliquées d'affections cérébrales; je dis plus, ces deux phénomènes si importans peuvent même être nuls dans quelques cas, parce qu'alors ils ne sont point perçus. Cependant, pour être faibles, pour être obscurs, pour être difficiles à apprécier, ils n'en sont pas moins constans; c'est un fait que ne manquera jamais de confirmer l'observation attentive, mais souvent répétée et long-temps soutenue.

On peut encore reconnaître l'existence de la gastro-entérite au peu d'empressement que les nouveau-nés mettent à prendre le sein, lorsqu'ils ne sont pas tourmentés par la soif, et j'ai même observé que, dans ces cas, ils abandonnent la mamelle aussitôt qu'ils ont avalé quelques gorgées de lait qui, par l'irritation qu'il produit, leur arrache des cris aigus, signe certain de la souffrance des organes digestifs;

heureux, quand ils ne le rejettent pas immédiatement après son ingestion ! Les enfans plus avancés en âge perdent tantôt l'appétit, tantôt ils
éprouvent une aversion complète pour les alimens, et principalement pour le bouillon et les
substances animales. Néanmoins, le desir momentané des alimens se fait quelquefois vivement sentir au début d'une inflammation gastro-
intestinale ; mais , soit que celle-ci occupe une
certaine étendue , soit que la présence des substances ingérées vienne augmenter les symptômes
que ces jeunes malades éprouvent déjà, on voit
bientôt ce desir faire place à la répugnance la
plus prononcée pour toute espèce de nourriture.

Quant à la soif, que M. Broussais attribue
à l'extension de l'inflammation dans le duodénum, elle est on ne peut mieux caractérisée
chez ces petits êtres, que par cette avidité avec
laquelle ils avalent toute espèce de boissons ;
tandis que les adultes, atteints de la maladie
que nous étudions, éprouvent une répugnance
invincible pour celles qui sont chaudes ou tièdes;
ils n'appètent que les boissons froides, aqueuses,
et en particulier celles dans lesquelles prédomine un principe acidule. Quelle qu'en soit au
reste la composition, elles peuvent être rendues
presque instantanément par le vomissement, si
l'inflammation est très-aiguë.

Je ne parlerai point ici des nausées, des vomituritions, des régurgitations, des vomissemens, des gargouillemens, des pulsations insolites à l'épigastre, des borborygmes, de la
diarrhée, etc., tous symptômes inséparables de
l'inflammation de la membrane muqueuse gastro-intestinale, et qui apparaissent quelquefois
tout-à-coup et simultanément, lorsque celle-ci
présente une très-grande intensité ; tandis qu'ils
se succèdent dans un ordre indéterminé, et à
des époques plus ou moins rapprochées, lorsqu'elle se développe peu à peu. Je ne dirai rien
non plus de ces phénomènes généraux, communs
à toutes les phlegmasies qui viennent se joindre
toujours aux symptômes locaux que nous venons
successivement d'énumérer.

Une mine assez féconde en symptômes est
l'examen des orifices des muqueuses, vu la rapidité avec laquelle se propage à cet âge l'inflammation gastro-intestinale. Ce que le raisonnement fait prévoir, l'observation clinique et
l'anatomie pathologique le prouvent tous les
jours. Qui n'a pas vu, durant la gastro-entérite,
l'inflammation de la conjonctive, de la pituitaire, de la muqueuse buccale, etc. etc.? C'est,
selon nous, le signe le plus sûr de celle des organes digestifs, bien persuadé, d'après l'observation que nous en avons souvent faite, qu'une

de ces inflammations que nous venons d'indi-
quer, atteste presque toujours l'existence de
l'autre ; je dis presque toujours, parce qu'on
a observé que les phlegmasies de la conjonctive,
de la pituitaire, etc., peuvent exister quelquefois indépendamment de celles de l'estomac et
de l'intestin ; mais ce fait, tout positif qu'il est,
n'altère en rien notre proposition, elle reste
dans toute son intégrité, et par elle un doute
est converti en certitude. Je m'explique : si à
des symptômes assez faibles, assez obscurs pour
nous empêcher de reconnaître l'inflammation de
la membrane muqueuse qui tapisse l'estomac
et les intestins, inflammation que l'ensemble
du malade pourrait nous autoriser à admettre,
mais dont une sage lenteur nous invite à nier
encore l'existence ; si, dis-je, à ces symptômes
viennent s'en joindre d'autres que l'expérience
nous a démontré être ordinairement consécutifs
à cette phlegmasie, comme la rougeur de la
muqueuse de l'anus (1), les inflammations de la

_____

(1) Ce signe, dont les auteurs ne parlent pas, mérite cependant
la plus grande attention : il existe, en effet, dans presque tous
les cas de gastro-entérite. Si l'on m'objectait que cette rougeur
est déterminée par la diarrhée, je répondrais que cela peut
arriver quelquefois, mais que le plus souvent c'est une pure
coïncidence, puisque la rougeur a été également observée dans
les cas de constipation.

conjonctive, de la membrane mucoso-nasale, buccale, etc.; oh! très-certainement alors ce serait afficher par trop de pyrrhonisme, que de ne pas y croire. Ce que je dis là n'est point une simple supposition ; c'est l'expression fidèle de la vérité, dictée par l'observation la plus scrupuleuse des faits. Si nous nous sommes arrêté long-temps à l'examen de ces symptômes, c'est 1° parce qu'ils nous paraissent fondamentaux dans l'histoire de la maladie qui nous occupe ; 2° parce qu'ils sont ou par trop négligés, j'allais dire méprisés, ou trop souvent contestés par des praticiens d'ailleurs justement estimés.

Nous avons dit plus haut que le jeune enfant exprimait ordinairement, par des cris, ses douleurs ; cependant nous croyons devoir avertir qu'il paraît souvent vouloir crier ; sa figure indique même ce besoin, il ouvre la bouche pour le satisfaire, mais il se tait, comme si le cri plaintif qu'il voulait faire entendre avortait : cette grimace est le signe certain d'une grande souffrance de l'estomac et des intestins. On peut même juger de la gravité de la maladie, par la durée et la répétition de ce caractère particulier de la physionomie (1), que M. Jadelot

_____

(1) C'est un sillon qui commence à la partie supérieure de l'aile du nez, et embrasse, dans un demi-cercle plus ou moins complet, la ligne entière de la commissure des lèvres.

appelle *naso-buccal*, et que cet observateur regarde aussi comme l'indice de l'inflammation
de la muqueuse digestive, chez les enfans plus
avancés en âge.

CHAPITRE III.

CARACTÈRES DE LA GASTRO - INTESTINALE DES ENFANS, AVEC DÉSORGANISATION GÉLATINI- FORME.

Nous allons exposer actuellement les signes
d'une maladie très-grave, sur laquelle il importe
d'autant plus de fixer l'attention des praticiens,
qu'elle peut être et qu'elle est, sans contredit,
très - souvent confondue avec l'hydrocéphale
aiguë : je veux parler de la *gastro-intestinale* des
enfans, *avec désorganisation gélatiniforme*.

Un dévoiement avec des selles verdâtres, de
la tristesse, de l'abattement, de la mauvaise
humeur ; une soif ardente, insatiable ; une émaciation rapide sans fièvre, ni chaleur à la peau ;
des nausées, des vomissemens, des selles fétides
et semblables à des épinards ; un pouls lent,
irrégulier ; une anxiété extrême, impossibilité
de rester à la même place ; un assoupissement
remarquable, continuellement interrompu par
des cris aigus ; des syncopes, un refroidissement
des extrémités, etc. : tels sont les symptômes

principaux de cette maladie, dont M. Cruveilhier
nous a donné le premier une description exacte.
Enfin, des mouvemens convulsifs, le marasme,
une mort lente et insensible terminent cette scène
de souffrances, pendant la durée de laquelle,
chose remarquable, les facultés intellectuelles
restent intactes (1).

CHAPITRE IV.

SYMPTÔMES CARACTÉRISTIQUES DE LA PRÉSENCE DES VERS DANS LES ORGANES DIGESTIFS.

Les phénomènes que détermine la présence
des vers dans le tube intestinal des enfans,

---

(1) A l'ouverture des cadavres, on trouve, dit l'auteur de cette
Monographie, dans l'estomac et les intestins, une désorganisation
gélatiniforme, accompagnée d'épaississement des parois, avec
ou sans perforation, et sans altération dans la couleur naturelle
des parties. M. le professeur Dugès dit, à ce sujet, dans son
Manuel d'Accouchemens, qu'il a trouvé la membrane qui tapisse
les intestins, couverte d'une couche de mucus blanchâtre et
pulpeux, semblable à du chyle imparfait. Cette matière, ajouté
ce jeune savant, raclée sans peine, a fait croire à des observateurs peu attentifs, que la muqueuse était ramollie, gélatiniforme même : en l'enlevant, M. Dugès s'est assuré que les follicules muqueux paraissaient encore sur la paroi mince de l'intestin, qui par conséquent n'était point dépouillé de sa membrane. Cette utile observation prouve jusqu'à l'évidence toute
l'attention qu'on doit apporter dans les recherches d'anatomie
pathologique, avant de rien conclure.

offrent une analogie telle avec ceux des affections cérébrales, qu'il n'est pas rare de les voir
confondre tous les jours dans la pratique par
des médecins même très - expérimentés. Bien
convaincue, sans doute, de la fréquence de cette
erreur, la Société de Médecine de Caen proposa, en 1824, un prix sur la question suivante :
« *Distinguer les signes de la maladie appelée*
« *fièvre cérébrale chez les enfans, de ceux*
« *que détermine la présence des vers dans les*
« *voies digestives ; établir comparativement le*
« *diagnostic de ces deux cas.* » Dans sa séance du
19 juillet 1825, cette Société, que distinguent les
plus généreux sentimens, décerna la couronne au
Mémoire (1) de M. Gintrac, docteur-médecin
à Bordeaux.

Une douleur, qui est comme le résultat d'une
déchirure, d'un picotement des membranes
intestinales (2) ; une diarrhée plus ou moins
abondante, et formée de mucus et de glaires
grisâtres et fétides, suivie ordinairement de
l'augmentation de la sécrétion de la salive (3);

---

(1) Ce Mémoire est inséré dans le Journal général de Médecine, etc., t. XXXII de la 2ᵉ série, p. 3 et suiv.
(2) Ce sentiment pénible se fait sur-tout remarquer pendant
la vacuité de l'estomac, et cesse après l'ingestion des alimens.
(3) Bréra regarde ce signe comme très-remarquable.

de petits points d'un rouge très-vif (1) répandus sur la langue, à la base et au milieu de laquelle on remarque un enduit épais et muqueux ; une haleine aigre, fétide ; une céphalalgie vague, obtuse, qui augmente pendant la chymification; un prurit dans les narines qui sont humectées

---

(1) L'existence de ces petits points, qu'on découvre princi-palement sur les côtés de la langue, a seule suffi, dans maintes circonstances, à M. le Dr Romans, qui a été le premier à les signaler, pour baser ses indications curatives. C'est ainsi, dit-il, que j'ai attaqué et guéri, avec des anthelmintiques, deux danses de St-Guy, des céphalées de cinq à six mois, des con-vulsions, des épilepsies, etc. Dirigés par ce guide fidèle, MM. les Drs Py, praticien distingué de Narbonne, et Gros-Jean, ont souvent marché d'un pas ferme vers l'ennemi, et n'ont point balancé dans le choix des moyens propres à le détruire. J'ai moi-même, à l'aide de cet indice, combattu, avec le plus grand succès, par l'emploi des vermifuges, tantôt des convul-sions, tantôt des assoupissemens plus ou moins profonds, tantôt enfin des dysenteries, qui s'étaient montrées rebelles à tous les agens thérapeutiques. A ce signe qui nous paraît pathognomo-nique, et qui mérite par conséquent toute l'attention de l'homme de l'art, s'associe sur-tout la dilatation très-apparente de la pupille: la cornée opaque est aussi alors d'un blanc bleu de faïence, et souvent, mais pas toujours, les yeux sont brillans. Comment ce signe est-il produit, demanderont peut-être quel-ques esprits inquiets? Il serait assez facile de donner des raisons, si on recourait aux sympathies, terme dont nous nous servons si souvent pour ménager notre amour-propre, et couvrir l'igno-rance où nous sommes des ressorts simples que la nature met en jeu pour arriver à des résultats qui nous étonnent ; mais nous pensons, avec M. Romans, que le parti le plus sage est d'énoncer le fait, sans s'embarrasser de la manière dont il est produit.

par un mucus plus ou moins épais (1) ; un sommeil agité par des terreurs, ou interrompu par
des réveils en sursaut (cependant il peut quelquefois être profond) ; des grincemens de dents,
un mouvement de déglutition assez fréquent
pendant le sommeil, des éternuemens spontanés,
le hoquet et parfois des mouvemens convulsifs
du pouce et de l'index (2) ; des convulsions,
qui alternent parfois avec une roideur tétanique
des membres et du tronc, et dont la cessation
est quelquefois aussi brusque que leur invasion ;
un coma instantané, mais dont la durée n'est pas
longue, et qui ne laisse souvent aucune trace de
lésion ; des paralysies partielles, passagères,
variables ; une dilatation fréquente des pupilles,
qu'on observe souvent même avant l'invasion
des accidens (3) ; un cercle livide autour des
paupières ; un gonflement œdémateux de la lèvre
supérieure (4) ; un teint pâle, comme plombé ;
de l'indifférence et de la tristesse, mais un exer-

---

(1) Voy. Journ. génér. de Méd., etc., t. LXIII, p. 302.

(2) *Vide* Van den Bosch, *Historia constitutionis epidemicæ
verminosæ*, etc., p. 68.

(3) Le malade n'éprouve alors aucune aversion pour la lumière,
et la vision se fait comme auparavant, si ce n'est pendant les
attaques.

(4) Home donnait à cet indice une grande importance, et
Brougton (*vid. Dissert. de verm. intest. Edimb.*, 1779, p. 26)
prétend l'avoir très-souvent constaté.

cice habituel, à moins d'un état grave ; un pouls petit, inégal, et sur-tout intermittent ; une chaleur presque naturelle ; une légère moiteur, sur-tout quand le malade a pris des alimens et après les exacerbations fébriles ; un ralentissement de la nutrition, qui contraste avec l'appétit et l'activité de la digestion ; des urines quelquefois claires et abondantes, plus souvent troubles comme du petit-lait, jumenteuses (1), et contenant un sédiment d'un blanc terne ; des accidens qui se manifestent en général d'une manière inopinée et sans fièvre ; un ventre gros, comme empâté, dur, tendu ; des borborygmes, des éructations ; enfin la sortie d'un ou plusieurs vers, etc.: tels sont les symptômes qui annoncent leur présence dans les organes digestifs. Passons maintenant à l'examen des signes de la méningite.

CHAPITRE V.

SYMPTÔMES CARACTÉRISTIQUES DE LA MÉNINGITE.

Dans l'exposition des symptômes caractéristiques de la méningite, nous suivrons l'ordre

---

(1) Van den Bosch, *loc. cit.*, p. 321.

établi par les auteurs qui s'en sont occupés, c'est-à-dire, que nous diviserons cette maladie en trois périodes, et que nous assignerons à chacune les phénomènes qui lui appartiennent exclusivement.

Symptômes de la première période. La méningite est, en général, précédée d'horripilations ou d'un frisson plus ou moins intense, suivi de chaleur et de fièvre, et d'une exaltation de la sensibilité, d'où naît tantôt la céphalalgie, un de ses caractères les plus constans, tantôt un état d'abattement et de somnolence pendant lequel le jeune malade grince souvent des dents ou mâchonne, comme s'il avait des fils dans la bouche. S'il sort un instant de cet état, c'est pour s'agiter, se plaindre, etc; soulève-t-il un moment sa tête, elle retombe aussitôt comme entraînée par son propre poids. Il n'est pas rare alors d'entendre le malade pousser des cris particuliers, et qu'on pourrait, avec M. Coindet, appeler *cris hydrencéphaliques,* tant ils ressemblent à ceux qu'on observe dans l'hydrocéphale aiguë. La face est en général un peu gonflée, rouge et animée; quelquefois pourtant elle est pâle et décolorée. Ces changemens de coloration coïncident ordinairement avec des élancemens douloureux que le malade éprouve tantôt au front, tantôt au sinciput ou à l'occiput. Les

pupilles sont ou dilatées, ou contractées, ou
alternativement dans ces deux états. Une rougeur
plus ou moins intense de la conjonctive, le
strabisme d'un seul ou des deux yeux, la rotation
continuelle de cet organe, etc., tels sont les
phénomènes particuliers que présente ordinairement le globe de l'œil. L'exaltation excessive
de la sensibilité de la rétine oblige l'enfant à
tenir ses paupières constamment fermées, et si
on cherche à les soulever, même dans l'état de
somnolence, il les contracte aussitôt avec force.
L'altération de l'ouïe, de la parole, jointe à de
légers mouvemens convulsifs dans les muscles de
la face et des yeux, ainsi que de l'appareil
locomoteur, confirment les symptômes que nous
avons déjà énumérés, et ajoutent à l'exactitude
du diagnostic. On observe aussi ordinairement
des nausées, des vomissemens et une constipation
presque toujours opiniâtre. Quant aux urines,
elles sont très-sédimenteuses, comme dans toutes
les affections où les malades ne les rendent que
rarement, à cause de la quantité des sels cal-
caires qu'elles contiennent. Si le coma est très-
profond par les progrès de la maladie, on voit
alors l'urine s'écouler involontairement. Quoique l'appareil circulatoire soit sujet à beaucoup
de variations, on peut dire cependant avec
vérité que, dans cette première période de la

méningite, le pouls, qui est plus ou moins serré ou fréquent, s'accompagne d'une respiration le plus souvent lente et irrégulière. La peau est en général sèche.

Symptômes de la seconde période. Cette période, qui est ordinairement la plus longue (elle varie de deux, trois, quatre jours à un et même deux septénaires, quand la maladie marche d'une manière peu aiguë), s'accompagne d'un trouble particulier du système locomoteur, et sur-tout de l'accroissement de tous les symptômes nerveux : c'est ici que se trouvent le délire, les convulsions, l'agitation, la dilatation, les contractions, les oscillations des pupilles, le strabisme et la rotation continuelle des yeux dans les orbites, leur renversement en haut et la paralysie des paupières, etc. (Ces deux derniers symptômes appartiennent particulièrement à la fin de cette période.) On peut en dire autant du trismus, des grincemens de dents, de l'écume à la bouche, du rire sardonique, des mouvemens de mastication et du tremblement de la lèvre inférieure. Une diminution notable de la sensibilité dans une partie quelconque du corps est assez ordinairement la compagne inséparable des symptômes qui viennent d'être exposés. Le pouls, qu'on peut considérer, d'après Robert Whytt, comme un des symp-

tômes les plus propres à distinguer les trois
périodes que nous avons assignées à la maladie
qui nous occupe ; le pouls, dis-je, est remarquable ici par sa lenteur et sur-tout par son
irrégularité ; il tombe même souvent au-dessous
de l'état naturel. Cette irrégularité du pouls
coïncide ordinairement avec une inégalité très-
grande dans les inspirations ; elles s'accélèrent
par moment, deviennent très-courtes, et bientôt
après sont suivies d'une longue inspiration suspirieuse très-profonde, après laquelle la respiration semble suspendue pendant quelque temps.
La peau est encore, dans cette période comme
dans la précédente, remarquable par sa sécheresse. On l'a vue cependant quelquefois humide
ou même couverte d'une sueur abondante ; mais
le plus ordinairement la sueur ne se montre
qu'à la face, où elle présente alors un certain
degré de viscosité qui est d'un très-mauvais
présage. Enfin, il n'est pas rare d'observer en
même temps une chaleur excessive dans la tête
et un froid assez marqué dans le reste du corps.

Symptômes de la troisième période. Les principaux symptômes qui caractérisent cette troisième période, dont la durée est toujours très-
courte, sont l'abolition des sens, le coma le
plus profond, qui n'est troublé que par les
agitations convulsives des membres, de la face,

et par les grincemens des dents. On observe
encore la contraction des pupilles, ainsi que
leur dilatation ; mais celle-ci est plus particulière à cette période. On peut en dire autant
de l'immobilité absolue des pupilles à la plus
vive lumière ; elle n'a même lieu que vers la
fin, c'est-à-dire, lorsque tous les symptômes sont
arrivés au plus haut degré d'intensité. Le strabisme et la rotation continuelle des yeux dans
les orbites, que nous avons déjà notés dans la
seconde période, s'observent le plus ordinairement dans celle-ci. Il en est à peu près de
même du renversement des yeux en haut, de la
paralysie des paupières, et de la diminution bien
prononcée de la sensibilité générale. Le pouls,
qui était d'une extrême lenteur dans la période
précédente, se relève dans celle-ci et s'accélère
d'une manière très-remarquable jusqu'au terme
fatal. La respiration est en rapport avec le système circulatoire, mais elle devient souvent
râlante et stertoreuse aux approches de la
mort. La déglutition devient de plus en plus
difficile, et l'ingestion des liquides dans l'œsophage détermine presque toujours un peu de
toux et une sorte de régurgitation accompagnée
de nausées. Enfin, arrivé à cette troisième
période, le malade est dans un état d'inertie
et de prostration complètes, presque toujours

couché sur le dos, les membres et le corps obéissant à leur propre poids. Il rend les matières fécales et les urines involontairement, et c'est alors qu'il répand quelquefois cette odeur particulière qu'on a comparée, avec raison, à celle qu'exhale la souris. Si, à tous ces phénomènes, nous ajoutons le hoquet, la pâleur de la peau, le refroidissement des extrémités, etc., nous aurons, ce me semble, passé en revue tous les symptômes qui forment le tableau de cette cruelle maladie.

CHAPITRE VI.

DE L'HYDROCÉPHALE AIGUË.

Examiner les caractères essentiels de l'hydrocéphale aiguë, sur la nature de laquelle les auteurs ne sont pas plus d'accord que sur la place qu'elle doit occuper dans un cadre nosologique, tel est l'objet important de ce chapitre.

Si nous interrogeons les médecins qui se livrent, avec zèle, à l'anatomie pathologique, ils nous répondront que l'épanchement aigu dans les ventricules, étant presque toujours accompagné d'altérations organiques des méninges ou du cerveau, ne doit être considéré que comme un effet secondaire. Ainsi, les uns n'ont vu dans l'hydrocéphale de Robert Whytt qu'une inflammation de l'arachnoïde ; les autres qu'une encéphalite particulière, que M. Hufeland a appelée *encephalitis exsudatoria* ; ceux-ci, au contraire, et c'est le plus grand nombre, attribuent presque toujours, avec juste raison, les épanchemens hydrocéphaliques à l'inflammation de la méningine (1) ; ceux-là enfin considèrent l'hydrocéphale aiguë, comme une maladie distincte, indépendante de toute phlegmasie de l'encéphale, soit récente, soit ancienne. Parmi les auteurs qui professent cette dernière opinion, nous nous contenterons de citer MM. Bricheteau et Guersent. Le premier en a lui-même consigné deux exemples dans le tome V, p. 210 des Archives générales de Médecine. Je possède aussi, dit le second, plusieurs observations d'hydrocéphales aiguës sans aucune trace de méningite, ni d'en-

_____

(1) MM. Parent et Martinet assurent que, sur 107 malades morts d'une inflammation des méninges, 67 leur ont offert un épanchement plus ou moins considérable de sérosité ; ce qui supposerait, si la proportion était toujours la même, que l'épanchement séreux se rencontre sur les deux tiers des malades affectés de méningite. M. le professeur Baumes a signalé le premier, dans un Mémoire inséré dans le tome Ier des Annales cliniques de Montpellier, cette influence de l'inflammation de l'arachnoïde dans la production de l'hydrocéphale aiguë.

céphalite (1) ; mais, ajoute-t-il, ces cas sont fort rares. Or, la rareté de cette maladie n'en détruisant pas l'existence, il devient dès-lors important d'exposer les caractères propres à la reconnaître. C'est ce que nous allons essayer de faire dans le chapitre suivant, en observant qu'on ne doit pas plus exiger de nous, que ne le permet l'état actuel de la science.

CHAPITRE VII.

SYMPTÔMES CARACTÉRISTIQUES DE L'HYDROCÉPHALE AIGUË.

Lorsqu'on lit les ouvrages des divers auteurs, qui ont écrit sur cette maladie, on est vraiment étonné de la série nombreuse des symptômes qu'ils lui ont assignés. Mais grâces à l'analyse sévère qu'on emploie aujourd'hui, et principalement aux progrès de l'anatomie pathologique, on a reconnu que la plupart des phénomènes que l'on regardait comme pathognomoniques de l'hydrocéphale aiguë, sans aucun vestige de phlegmasie récente ou ancienne, appartenaient le plus souvent aux lésions organiques, qui pré-

---

(1) MM. Dugès et Pourché nous ont dit avoir observé des faits semblables.

cèdent ou accompagnent l'épanchement. Com-
parez, en effet, les symptômes des méningites
ou des encéphalites avec ou sans épanchemens
séreux, et vous ne tarderez pas à reconnaître
la justesse de cette observation.

Mais quels sont donc les signes propres à
décéler qu'un épanchement de sérosité a lieu
sans aucune espèce de lésion organique de l'encéphale, du moins appréciable à nos sens ? Un
assoupissement plus ou moins considérable avec
collapsus, ou interrompu, dans quelques cas,
par des mouvemens désordonnés, brusques et
même convulsifs ; une *respiration inégale ou
très-lente, ou suspirieuse* (1) ; une diminution
dans les sensations externes et internes et la
chaleur animale ; de la lenteur et de l'inégalité
dans la force et la fréquence du pouls ; une
altération plus ou moins profonde de la face,
qui est tantôt colorée, et tantôt décolorée ; une
dilatation constante de la pupille ; une insensibilité complète de la rétine ; une certaine fixité
des yeux qui restent souvent entr'ouverts comme
dans une sorte d'extase ; et enfin, dans le dernier
degré de la maladie, une teinte de la cornée,
qui paraît comme privée de vie, et souvent

---

(1) M. Cruveilhier regarde ce signe comme pathognomonique.

couverte d'une petite couche albumineuse : tels
sont les caractères essentiels de l'épanchement
lui-même.

Si l'on trouvait toujours aussi bien dessinés
les traits qui appartiennent , soit aux affections
de l'abdomen , soit à celles de l'encéphale ,
on n'entendrait plus parler des difficultés que
présente leur diagnostic ; mais la nature , qui
se joue de tous nos calculs , est loin d'offrir
cette marche régulière. D'ailleurs , l'étroite
liaison qui unit ces deux parties , vient encore
embarrasser le praticien même le plus habile et
le plus réfléchi , et en impose toujours aux médecins peu attentifs. Or, comme il n'y a qu'un
pas de la vérité à l'erreur , il devient dès-lors
indispensable de bien préciser tout ce qui peut
servir à nous faire reconnaître dans quel cas
la maladie est primitive , dans quel cas elle est
sympathique ; et comme , quand il s'agit de la
vie des hommes , on ne saurait trop embrasser
la vérité, j'aime mieux encourir le reproche
d'être trop long, que celui d'avoir omis quelques
détails.

Il est , sans doute , souvent très-difficile de
se décider entre des phénomènes morbides qui
paraissent jouer un rôle également important ;
cependant on peut annoncer , avec certitude,
la préexistence de l'irritation de la membrane

muqueuse gastro-intestinale, d'après la douleur
qui se fait sentir à la région épigastrique, sur-tout
quand la douleur de tête est moins vive. Ce signe
est d'autant plus certain, que l'on observe en
même temps la diarrhée, la rougeur des bords et
de la pointe de la langue, l'inflammation de la
conjonctive, de la membrane mucoso-nasale, le
trait *naso-buccal*, des nausées, des vomissemens,
et autres symptômes caractéristiques de la gastro-
entérite. Les phénomènes qui dénotent cette
inflammation, qu'on reconnaîtrait plus souvent,
principalement dans le début, si l'on y apportait
une plus grande attention ; ces phénomènes,
dis-je, continuent ordinairement à se manifester
au milieu de ceux qui sont le produit de la méningite ; parfois ils semblent disparaître complètement. Si l'on donne alors des stimulans,
même fort légers, on les voit reparaître momentanément, et quelquefois même pour ne
plus cesser qu'avec la vie. C'est faute d'avoir tenu
compte de la douleur épigastrique, souvent peu
intense, de la rougeur de l'anus, des bords et
de la pointe de la langue, etc., qui ont lieu dès
le commencement de la maladie, qu'on a considéré les coliques violentes qui se manifestent
parfois, comme le signe d'une entérite sympathique qui viendrait compliquer la méningite.
Ce n'est pas que nous prétendions que celle-ci ne

puisse être primitive ; mais il est certain que les observateurs lui ont donné trop d'attention, et trop peu à l'irritation de l'estomac et des intestins (1). Au reste, les commémoratifs, qui ne doivent jamais être oubliés dans ces circonstances, achèveront de jeter le plus grand jour sur un point qui a été jusqu'ici enveloppé des plus épaisses ténèbres. Or, comme la réunion de ces deux inflammations constitue le danger le plus imminent que puissent courir les enfans, nous ne saurions trop recommander d'employer, dès qu'on serait appelé auprès d'un de ces malades, les moyens les plus aptes à combattre la gastro-entérite ; on verrait par-là disparaître, presque toujours, tous les symptômes que l'on regarde comme essentiels de l'irritation encéphalique. C'est sans contredit pour avoir négligé cette méthode de traitement, fruit de la plus judicieuse observation, que certains auteurs, tels que Robert Whytt, Fothergill, Watson, etc., ont considéré la méningite, qu'ils désignaient toujours sous le nom d'hydrocéphale aiguë, comme essentiellement mortelle. Mais, pour obtenir un succès complet, il ne faut jamais perdre de vue les phénomènes constitutifs de l'affection céré-

(1) Voy. tom, IX, p. 250, du Dictionnaire abrégé des Sciences médicales.

brale, c'est-à-dire, que si l'on pense qu'elle ait
eu le temps de se développer ou que les symptômes sympathiques soient très-prononcés, il
faut, sans hésiter, faire marcher de pair les
agens thérapeutiques des cavités abdominale et
encéphalique.

D'après ce que nous venons de dire, et d'après
ce que nous avons déjà dit dans le chapitre où
il est question des signes de l'hydrocéphale aiguë,
sans aucun vestige d'inflammation, soit récente,
soit ancienne, du cerveau ou de ses annexes, on
sera conduit à ne plus confondre les symptômes
qui appartiennent à l'épanchement proprement
dit, avec ceux de la gastro-entérite : cette méprise, en effet, devient dès-lors très-difficile.
On peut en dire autant, ce me semble, de la
gastro-intestinale avec désorganisation gélatiniforme ; et s'il existait quelques doutes à cet
égard, il suffirait de reproduire le tableau
comparatif tracé par M. le Prof^r Cruveilhier,
pour les dissiper entièrement.

Lorsqu'on aborde, dit-il, un enfant affecté
de cette maladie, s'il est éveillé, on est frappé
par son humeur chagrine, incomparablement
plus grande que dans aucune autre affection ; on
ne peut le toucher, ni l'observer, pas même le
regarder, sans provoquer des cris aigus. Il veut
continuellement changer de place, continuelle-

ment boire. La soif est insatiable : des vases
entiers de liquide ne font que l'irriter. Ce signe,
l'un des premiers qui se manifestent , est spéci-
fique. L'enfant est-il assoupi ; ses yeux sont à
demi-fermés, inégalement ouverts ; on dirait
un profond sommeil , mais il suffit du plus
léger contact pour l'éveiller et exciter sa mauvaise humeur. Les cris spontanés qui interrom-
pent si souvent son assoupissement , sont des
cris plaintifs , non articulés, accompagnés de
contorsions , comme dans les violentes coliques.
Les facultés intellectuelles sont saines jusqu'au
dernier moment.

Dans l'hydrocéphale aiguë sans lésion organique , il y a de même assoupissement et cris ;
mais quelle différence! l'assoupissement est continuel et va sans cesse en augmentant ; on peut
toucher , remuer, tourmenter l'enfant ; il ouvre
les yeux qu'il referme aussitôt, sans proférer
aucune plainte ; les pincemens ne suffisent même
pas pour l'éveiller. Les cris spontanés sont brusques, articulés ou inarticulés , suivant qu'il sait
ou ne sait pas parler ; ces cris sont presque
toujours accompagnés de mouvemens en masse
ou de mouvemens partiels et désordonnés , de
positions bizarres. L'enfant ne demande rien ;
mais si on lui introduit des alimens dans la
bouche , il les dévore ; des boissons , il les avale

avec avidité. Les vomissemens, le pouls lent et inégal, la décomposition de la face, sont communs à l'une et à l'autre maladie ; mais si l'on considère les différences relatives à l'âge auquel elles se déclarent, la maladie gastro-intestinale dépassant rarement l'âge de deux ans, et l'hydrocéphale aiguë embrassant depuis deux jusqu'à dix-huit ans ; enfin, si l'on a égard à l'inégalité de la respiration qui se manifeste dès les premiers momens de l'affection cérébrale, on évitera toute espèce d'erreur, même dans la première période.

Quoique les symptômes de la méningite et de l'hydrocéphale aiguë proprement dite aient la plus grande analogie avec ceux que détermine la présence des vers dans les voies digestives, il est néanmoins assez facile de les distinguer, lorsqu'on examine attentivement les signes que nous avons déjà exposés, et qu'on a en outre le soin de recueillir tous les renseignemens qui se rattachent plus ou moins à cette importante question. A cet effet, on doit toujours se rappeler que la production des vers est en général favorisée par toutes les causes débilitantes, et sur-tout par un mauvais régime ; que dans l'hydrocéphale, soit avec ou sans lésion organique, l'appétit est détruit, tandis que, dans les affections vermineuses, il est ordinairement augmenté ; que l'aigreur et la fétidité de l'haleine, qui peuvent pour ainsi dire être regardées comme un caractère essentiel de la présence des vers , ne s'observent jamais dans l'hydrocéphale aiguë ; que dans celle-ci l'enfant porte sa main à la tête , tandis que , dans les affections vermineuses, c'est plutôt vers les narines qu'il dirige ses doigts, à cause du prurit dont ces parties sont le siége ; que dans les maladies encéphaliques , presque tous les praticiens citent un mouvement particulier de rotation de la tête sur l'oreiller , qu'ils n'ont jamais eu occasion d'observer chez les enfans tourmentés par les vers ; que dans ce dernier cas, le coma, le délire , la cécité , l'aphonie se succèdent souvent avec rapidité , tandis que, dans l'hydrocéphale , ces mêmes symptômes se montrent très-opiniâtres , etc. , etc.

Si les helminthes , contenus dans les organes digestifs, peuvent, par leurs phénomènes sympathiques sur le cerveau, déterminer l'hydrocéphale aiguë avec ou sans altération organique, on devine bien qu'en les évacuant on verra disparaître presque instantanément tous les symptômes encéphaliques ; mais ai-je besoin de dire que ceux-ci doivent être combattus comme s'ils étaient primitifs , toutes les fois qu'ils ont acquis un haut degré d'intensité , *à fortiori*, si

l'affection cérébrale se trouvait déjà développée?
On ne doit pas non plus se borner à ne voir
toujours que les vers , et à ne s'occuper exclusivement que de leur expulsion ; il faut , dans
beaucoup de cas et de prime-abord , diriger les
agens thérapeutiques vers l'irritation abdominale , déterminée par la présence de ces animaux. Sans ces précautions, on se flatterait en
vain de réussir : tout , en effet , se bornerait
alors à des demi-succès.

CHAPITRE VIII.

CAUSES EFFICIENTES DES CONVULSIONS.

Les convulsions , auxquelles les enfans sont si
souvent exposés , dépendent le plus communément d'une affection du grand sympathique et
de ses diverses ramifications , ou de l'irritation
de la membrane muqueuse gastro-intestinale.
Celle-ci peut être due tantôt à la présence du
méconium , (Cadwalader Evans , Muhlemberg,
etc.) , à un développement progressif ou subit
de gaz dans le canal intestinal , ou à l'infraction
des règles hygiéniques qui appartiennent à cet
âge ; tantôt à un amas de mucosités ou de matières bilieuses dans l'estomac ou les intestins ,
et à une mauvaise digestion stomacale ; tantôt

enfin à la présence des vers (1). La constipation
mérite aussi beaucoup de surveillance dans les
enfans , à raison de la disposition aux convulsions qui peut s'y lier. (Hipp., *aph.* 25, *sect.* 3.)
Rivière dit que son fils Charles , qui avait toujours été constipé , mourut de convulsions (2).
Ici se présente une question importante: toute
convulsion est-elle un symptôme de l'état morbide du cerveau, comme le prétend M. Georget?
Notre intention n'est point d'entrer dans tous
les détails que comporte ce point de doctrine ,
parce que ce serait trop s'écarter de notre sujet ;
toutefois, je ne puis me dispenser de dire que cet
auteur , fort recommandable d'ailleurs , mais
à qui on peut reprocher d'être par trop *ami* du
système nerveux, a passé sous silence les faits
qui tendent à prouver que son opinion est trop
exclusive. Certes, je ne nie point que les accidens
convulsifs ne dépendent très-souvent d'un état
morbide de l'encéphale ; mais ce que je nie ,
c'est que l'intervention de l'action cérébrale soit
constamment indispensable à leur production.

_____

(1) On n'a pour s'en convaincre qu'à jeter les yeux sur l'excellent Traité des convulsions dans l'enfance , par M. Baumes,
où ce savant Professeur rapporte plusieurs faits , les uns plus
concluans que les autres.

(2) Conf. à ce sujet la 31e lettre de Morgagni.

L'expérience, toujours décisive en médecine, a prouvé en effet que les convulsions peuvent avoir lieu indépendamment non-seulement de l'action cérébrale, de la moelle allongée, mais encore de la moelle épinière. Ne sait-on pas que lorsque le cerveau a cessé de vivre, et que toute communication nerveuse directe entre cet organe ou la moelle épinière et les muscles est complètement interrompue, on peut encore provoquer des mouvemens convulsifs dans ces derniers? Ne sait-on pas aussi qu'on peut déterminer facilement des mouvemens analogues chez les animaux dépourvus de cerveau? Il faut donc admettre un stimulus autre que l'influence cérébrale ou rachidienne dans ces cas, et admettre aussi par conséquent que toute convulsion n'est pas nécessairement due à une surexcitation de l'encéphale ou du cordon rachidien. On peut par-là se rendre raison de ces mouvemens convulsifs que l'on observe quelquefois dans les membres, qui depuis long-temps sont privés de sentiment et de mouvement. Il nous serait aisé de multiplier ce genre de preuves; mais les exemples que nous venons de citer nous paraissent plus que suffisans, pour être en droit de conclure que les convulsions ne sont point constamment l'effet d'une modification du cerveau. M. Senn a émis aussi la même opinion dans ses

Recherches sur la méningite aiguë des enfans ,
p. 100. « Les médecins, dit-il , qui traitent beaucoup d'enfans, se sont convaincus qu'il n'est pas
très-rare de voir ces petits malades présenter des
convulsions générales ou partielles , une roideur
tétanique ; d'autres fois un *collapsus* assez marqué , pendant le cours d'une maladie grave ,
étrangère à l'encéphale , et le plus souvent peu
de temps avant la mort, sans qu'à l'examen du
cadavre les recherches les plus exactes puissent
faire découvrir la moindre lésion de l'encéphale
ou de ses enveloppes. » On explique de cette
manière la disparition subite des convulsions,
traitées par des médicamens qu'on ne peut nullement ranger dans la classe des *anti-spasmodiques.*
Ainsi donc , loin de ne voir dans ceux-ci , avec
plusieurs praticiens, que des remèdes propres
à combattre toute espèce de convulsions , nous
ne regardons comme véritables *anti-spasmodi-*
ques que ceux qui conviennent au traitement des
affections dont les mouvemens convulsifs ne sont
que le symptôme ; et cependant, au seul nom de
convulsions, la plupart des médecins conseillent
toujours des anti-spasmodiques. Concluons donc
que, lorsqu'on est appelé pour un malade affecté
de convulsions, il faut toujours , par un examen
attentif du sujet et par une étude approfondie
des circonstances commémoratives ; il faut , dis-

je, sans négliger de tenir compte de l'état de l'encéphale, chercher le siége de l'affection qui les détermine, lorsque cet organe n'a pas reçu le premier et retenu seul l'impression de la cause morbifique. Ainsi, il arrive qu'on a souvent à décider si les convulsions qu'on observe sont sympathiques ou primitives, et si, dans le premier cas, le cerveau est seulement affecté, soit par l'inflammation de la muqueuse gastro-intestinale, soit par la présence du méconium, des gaz, des vers, etc.; ou bien si, par suite de la présence de ces corps étrangers et de la gastro-entérite, cet organe se trouve altéré au point d'exiger un traitement direct, spécial.

Lorsque les convulsions ont eu déjà lieu sous l'influence de l'inflammation de la membrane muqueuse gastro-intestinale, on trouve presque toujours les symptômes suivans: ventre tendu et offrant une température communément plus élevée que dans l'état naturel; urines rares ou nulles depuis le commencement de l'accès; bouche entr'ouverte ou resserrement des mâchoires; contractions passagères des muscles; face pâle ou peu colorée; pouls petit, serré, fréquent; paupières demi-closes; pupilles plus ou moins dilatées, parfois tout-à-fait immobiles; respiration fréquente; assoupissement; suspension plus ou moins complète des sens;

supination absolue , et en général la plupart des
signes propres à la gastro-entérite.

Quand on arrive auprès du malade avant
qu'il ait eu des convulsions, et que les symptômes
dont je viens de parler en font craindre la production , on peut les prévenir par des fomentations émollientes sur le ventre , par l'application des sangsues , par l'emploi des bains tièdes
et des pédiluves sinapisés. On fait ensuite des
frictions avec l'huile camphrée sur l'abdomen,
dans la vue de maintenir ou de relever la con-
tractilité des intestins , et s'opposer ainsi au
développement d'une trop grande quantité de
gaz dans leur intérieur.

Les signes qui peuvent faire reconnaître que
les accidens convulsifs sont dus à la présence
des matières contenues dans les voies digestives,
sont : des vomituritions , des nausées continuelles, des mouvemens fréquens des joues et des
lèvres , des contractions du pharynx et des muscles de la face qui simulent diverses grimaces ;
l'augmentation de tous les symptômes par la
pression de la région épigastrique ; des contractions réitérées des membres thoraciques ,
et sur-tout des doigts, etc. On s'informe ensuite
si le malade a mangé peu de temps avant l'invasion de l'accès , ou si depuis quelques jours
il a perdu l'appétit, la gaîté, le sommeil , etc.

On doit, en un mot, dans ce cas comme dans les autres, s'aider de tous les signes commémoratifs. On y joint enfin l'inspection des sclérotiques et de la langue.

On reconnaîtra facilement que les convulsions dépendent de la présence des vers dans le tube digestif, si l'on apprend que l'enfant rendait depuis un ou plusieurs jours des selles glaireuses, muqueuses, blanchâtres, d'une odeur fade ; s'il se plaignait de coliques ; si son sommeil était souvent troublé, et s'il y avait, pendant sa durée, des contractions involontaires des membres plus ou moins répétées ; s'il éprouvait des terreurs paniques ; s'il avait perdu l'appétit, ou s'il en avait au contraire beaucoup ; s'il éprouvait une soif plus ou moins vive ; s'il y avait une toux sèche et fréquente ; si la peau était chaude habituellement, la langue couverte de mucus, l'haleine fétide avec prurit des narines ; si les urines étaient copieuses et claires, etc., etc.

Quant à l'existence des gaz, dont le siége ordinaire est dans les gros intestins, on pourra s'en assurer par la percussion : celle-ci doit être exercée sur tous les points de l'abdomen ; elle peut être effectuée avec une ou deux mains : c'est le plus souvent avec l'extrémité des doigts appliqués sur les parois de cette cavité, et auxquelles on a imprimé un mouvement brusque, qu'elle se pratique. Si le son , produit par la percussion , est sonore , plus de doute alors sur l'existence d'une plus ou moins grande quantité de gaz dans le tube intestinal , sur-tout si le malade se plaint en même temps de constipa-tion ou de tranchées.

Tel est l'exposé rapide de tous les signes qui, examinés bien attentivement , peuvent faire re-connaître l'organe primitivement affecté , et mettre par conséquent à l'abri des erreurs nom-breuses et si souvent funestes qu'on commet tous les jours dans le traitement des maladies des enfans.

CHAPITRE IX.

CONCLUSION.

Maintenant , de tout ce qui précède , nous croyons pouvoir déduire les corollaires suivans:

1° Que , dans l'enfance, le principal but de la nature est l'accroissement physique du jeune individu.

2° Que , à cette époque de la vie , tous les systèmes du corps conspirent pour cet œuvre admirable : les uns, par une énergie d'action plus prononcée , ce sont les systèmes digestif , assimilateur et circulatoire ; les autres , par un silence et un repos plus ou moins complets, ce sont les systèmes cérébral et générateur.

3° Que tous les organes, destinés à la nutrition, exercent, à cet âge, un empire réel sur toute l'économie animale, et que nous avons désigné par le nom de *prédominance*.

4° Que le cerveau ne prédomine, dans l'enfance, qu'au détriment de l'accroissement et de la vie.

5° Que les affections cérébrales et autres maladies de l'enfance reconnaissent presque toujours pour cause une altération quelconque des organes digestifs, ou du trisplanchnique et de ses diverses ramifications.

6° Que ces mêmes maladies disparaissent par conséquent sous l'influence des agens thérapeutiques, dirigés spécialement vers le tube intestinal.

7° Que les *anti-convulsifs*, les *anti-spasmodiques* ne doivent être employés qu'avec la plus grande réserve dans le traitement des affections cérébrales des enfans.

8° Enfin, qu'il est possible, à l'aide des signes que nous avons exposés, de reconnaître, lorsqu'un enfant est affecté de maladie, si celle-ci a son siége dans l'encéphale, ou dans l'estomac et les intestins, en d'autres termes, si elle est primitive ou sympathique, sur-tout si l'on fait

entrer , dans cet examen , la manière de vivre
plus ou moins favorable aux progrès de la maladie à redouter, etc., etc. ; bien entendu que
nous prenons toujours la vérité dans le sens
général dont elle est susceptible aux yeux de
l'esprit le plus sévère , c'est-à-dire , qu'il ne
s'agit point de deviner toujours juste , mais
seulement de se tromper moins souvent qu'on
ne rencontrera la vérité ; car , au fond, c'est
à ce point que l'homme borne ses triomphes
en médecine - pratique ; la vraie philosophie
n'avoue que ceux-là ; le charlatanisme seul
pourrait en promettre d'autres.

TROISIÈME PARTIE.

OBSERVATIONS A L'APPUI DE CE QUI PRÉCÈDE.

CHAPITRE I.er

OBSERVATION PREMIÈRE.

Deux ans ; entéro-colite, diarrhée abondante, symptômes ataxiques ;
mort après quarante-huit heures.

(Senn, *Recherches sur la méningite aiguë des enfans.*)

Augustine Livrent, âgée de deux ans et trois
mois, née à Paris, d'un tempérament lymphatique, fut apportée à l'hôpital des Enfans le
28 octobre 1824. Nous apprîmes de ses parens
que depuis quinze jours l'enfant avait du dévoiement, et que depuis huit jours elle avait
enflé. Voici l'état dans lequel elle était lors de
son entrée :

Bouffissure de la face et des mains ; légère
infiltration des membres abdominaux ; peau
pâle, fraîche ; langue blanchâtre, gonflée ; dentition incomplète (16) ; pouls petit (104) ; sensibilité abdominale à la pression ; évacuation de
matières jaunâtres peu abondantes. M. Guersent
diagnostique une entéro-colite.

(Cinq sangsues à l'anus, mauve, sirop de gomme, diète absolue.)

Le 29, pas de changement sensible. (Bain de vapeur.)

Les jours suivans, augmentation de la diarrhée; on emploie des quarts de lavemens d'amidon et de pavot, et l'on continue les bains de vapeur dans l'intention d'augmenter l'action de la peau.

Le 31, le dévoiement persistant, on emploie l'eau gommée avec carbonate de chaux Ɖj. par livre.

Le 1ᵉʳ novembre, nous trouvons la petite malade assoupie, et nous apprenons qu'elle est restée dans cet état depuis la veille; la bouffissure persiste, le ventre est moins tendu, non douloureux; le pouls, petit et faible, donne cent seize pulsations. (Vésicatoire à une jambe.)

Le 2, décubitus dorsal, tête portée en arrière, pupille gauche très-dilatée, criailleries lorsqu'on l'excite. Dans la journée d'hier, l'enfant n'a pas parlé, mais a reconnu les personnes qui l'entouraient; la langue est sale, pâle; la diarrhée persiste; la respiration n'est pas sensiblement inégale, nullement suspirieuse; le pouls est petit et donne quatre-vingt-dix pulsations. M. Guérsent annonce que ces symptômes ne sont point dépendans d'une inflammation de l'encéphale ou de ses membranes, et les caractérise d'*ataxiques;*

et la mort arrive à onze heures, deux jours après leur apparition.

EXAMEN DU CADAVRE fait soixante heures après la mort.

Bouffissure des membres et de la face; bonne conformation.

Appareil sensitif interne. Arachnoïde humide, vaisseaux des membranes peu injectés, tissu sous-arachnoïdien non infiltré de sérosité ; cependant les membranes s'enlèvent sans peine : elles sont transparentes, nullement épaissies, et dans l'état normal par excellence ; les ventricules contiennent quelques gouttes de sérosité limpide ; les parties moyennes sont fermes, nullement injectées, ainsi que les deux hémisphères, la protubérance et ses prolongemens ; pas de sérosité à la la base du crâne ; même état normal des membranes dans toute l'étendue des scissures de Sylvius, aux environs des nerfs optiques et autour de la glande pinéale ; cervelet parfaitement sain.

Appareil respiratoire. Muqueuse pulmonaire blanche ; poumons rosés crépitans sans aucune trace d'altération ; ganglions bronchiques sains ; nulle adhérence des plèvres.

Appareil circulatoire. Dans l'état normal.

Appareil digestif. Muqueuse œsophagienne

6

saine ; muqueuse gastrique légèrement rosée, présentant vers la grosse extrémité quelques stries blanchâtres, où le derme n'est pas à nu, mais où le corps muqueux paraît aminci ; la moitié supérieure de l'intestin grêle est saine et contient des matières bilieuses peu épaisses; dans sa moitié inférieure, la muqueuse est boursoufflée, injectée et pointillée de rouge ; on trouve quelques ulcérations superficielles du corps muqueux près de la valvule ; sa muqueuse est grisâtre et très-épaissie, celle des gros intestins est pâle dans les trois quarts supérieurs ; les follicules muqueux y sont développés et noirs dans leur centre ; sa dernière portion est rougeâtre et bien plus épaisse que l'état naturel ; annexes sains, ainsi que dans les autres viscères abdominaux.

OBSERVATION II.

Trois ans ; bronchite légère ; entéro-colite ; hémorrhagie, suite de l'application des sangsues ; symptômes cérébraux ataxiques qui durent soixante heures et se terminent par la mort. — *Entérite*,

(Senn, *ouv. cit.*)

Élisa Landry, âgée de trois ans, apportée à l'hôpital des Enfans le 12 novembre 1824, paraissait souffrante, et avait eu depuis quelque temps des vomissemens, du dévoiement et de la toux.

Le 13, à la visite, la peau est fraîche, le pouls peu développé (120), la langue est humide et rose dans sa partie antérieure , recouverte d'un enduit grisâtre vers sa base ; le ventre est douloureux au toucher ; la nuit dernière elle a eu une évacuation demi-liquide, et a rendu un ver ; elle a été cependant assez tranquille et aurait bien reposé, sans la toux qui est assez fréquente. La poitrine examinée , on perçoit partout la respiration sans râle.

Diagnostic. Gastro-entérite, bronchite légère.

(Solution de gomme arabique, julep gommé, huit sangsues sur le ventre.)

Le sang coule abondamment ; le soir, la malade n'eut pas de fièvre et toussa peu.

Nuit tranquille , pas d'évacuation.

Le 14, amélioration, ventre peu douloureux ; même prescription, sauf les sangsues.

Dans la journée , les plaies des sangsues fournissent spontanément du sang en assez grande abondance ; le soir , la petite malade paraît accablée.

Le 15 au matin, peau du tronc peu chaude ; pouls (136) petit , compressible ; décubitus sur le dos ; tête fortement portée en arrière, roideur et contraction permanentes des muscles de la partie postérieure du tronc et du cou ; yeux fixes, pupilles légèrement oscillantes ; mâchonnemens, déglutition presque impossible ; en pinçant la peau, on n'excite ni cris ni plaintes. M. Guersent regarde ces symptômes comme *ataxiques* , se fondant sur leur apparition brusque à la suite d'une perte de sang assez considérable , sur le froid des extrémités.

(Deux vésicatoires aux jambes.)

Aucun changement dans la journée. Dans la nuit, une évacuation de bonne nature.

Le 16, peau naturelle; pouls petit, serré (140); tremblemens dans les membres supérieurs ; roideur des muscles de la partie postérieure du tronc ; oscillation peu marquée des pupilles ; strabisme interne de l'œil droit. Soulevée sur son lit, la malade cherche à avaler de sa tisane, mais la déglutition paraît horriblement pénible et provoque la toux. (Sinapismes aux cuisses.) Pendant le jour ces symptômes persistent , la peau se réchauffe un peu ; le soir , la roideur est moindre , affaiblissement graduel ; mort , le 17, à cinq heures du matin , soixante heures après l'apparition des symptômes cérébraux.

EXAMEN DU CADAVRE cinquante heures après la mort.

Bonne conformation , embonpoint marqué.

Appareil sensitif interne. Les vaisseaux des méninges ne contiennent que peu de sang ; l'a-

rachnoïde est humide, transparente, non épaissie ; légère infiltration de sérosité dans le tissu
sous-arachnoïdien ; les membranes se détachent
avec facilité ; les deux hémisphères sont parfaitement sains et fort consistans, un peu injectés ;
les ventricules contiennent quelques gouttes de
sérosité limpide ; il n'existe aucune trace de
ramollissement des parties moyennes ; les membranes de la base sont parfaitement saines ; le
mésocéphale et ses prolongemens, le cervelet
et la moelle allongée sont très-fermes.

Le prolongement rachidien a à sa partie supérieure une consistance remarquable ; on n'y
observe ni injection, ni changement de couleur ;
les membranes rachidiennes sont dans l'état
normal.

Appareil respiratoire. Parfaitement sain, à
l'exception d'une petite portion du lobe inférieur
droit, qui est fortement engouée, et de quelques
ganglions bronchiques gonflés et tuberculeux
dans leur centre.

Appareil circulatoire. Dans l'état normal.

Appareil digestif. Œsophage sain, estomac
revenu sur lui-même ; sa muqueuse, fortement
ridée, grisâtre, présente vers le pylore une plaque
de pointillé rouge, elle n'est d'ailleurs ni épaissie
ni ramollie; les deux tiers supérieurs de l'intestin
grêle contiennent des matières bilieuses et ne

paraissent nullement malades ; leur dernière portion est assez fortement injectée ; des plaques boursoufflées, rougeâtres, s'y rencontrent ; elles sont formées par un épaississement considérable du corps muqueux. Dans quelques points , ce dernier présente des plaques jaunâtres , formées par une matière analogue à du pus, infiltrée dans son épaisseur ; ceci se remarque surtout vers la valvule. Les gros intestins , revenus sur eux-mêmes, sont parfaitement sains ; on ne rencontre aucun ver dans le tube digestif.

Autres viscères abdominaux sains.

Réflexions. Cette observation a tant de res-semblance avec la précédente , que je n'ai voulu les séparer par aucune réflexion intermédiaire. Si nous les examinons toutes deux , nous voyons qu'elles confirment les relations intimes , im-médiates , qui existent entre l'abdomen et l'en-céphale. Effectivement , on remarque , dans la première , une entéro-colite qui détermine l'as-soupissement , et des symptômes que M. Guersent caractérise d'*ataxiques* , et qui auraient pu faire croire , à des observateurs peu attentifs, qu'ils étaient l'expression d'une affection céré-brale. La seconde nous présente une entérite qui donne lieu également à des phénomènes non moins susceptibles d'induire en erreur ; et cependant, dans l'une comme dans l'autre, l'autopsie cadavérique ne fait voir que des altérations dans la membrane muqueuse de l'estomac et des intestins. Le cerveau et ses annexes sont dans l'état normal par excellence.

Dans d'autres circonstances, les affections abdominales déterminent des symptômes encéphaliques tellement intenses, qu'on est porté à admettre tantôt une méningite, tantôt une hydrocéphale aiguë, tandis qu'à l'ouverture du cadavre on ne trouve aucune lésion dans le cerveau ; les organes digestifs présentent seuls des altérations organiques. Les observations suivantes en sont une preuve manifeste.

OBSERVATION III.

Trois ans ; anoréxie ; malaise général ; céphalalgie ; douleur abdominale ; nausées ; voix *croupale* ; menaces de suffocation ; strabisme ; coma ; symptômes très-prononcés d'hydrocéphale aiguë ; oppression extrême ; mouvemens convulsifs ; roideur tétanique ; mort le quatrième jour. -- *Gastro-entérite ; six gros vers lombrics dans l'estomac ; quantité considérable de vers ascarides lombricoïdes dans le tube intestinal.*

Eugénie Delon, âgée de 3 ans, d'un tempérament lymphatico-sanguin, était soumise depuis quelques jours à un traitement anti-dartreux, lorsque le 23 juillet dernier elle fut éveillée dans la nuit par une céphalalgie intense, et par de violentes quintes de toux sèche, rauque, accompagnée d'efforts considérables.

Le 24 juillet, à six heures du matin, je fus prié de la voir. Ses parens m'apprirent que depuis trois jours elle avait témoigné du dégoût pour les alimens, et s'était plainte d'un malaise général, mais plus particulièrement de douleurs dans les cavités abdominale et encéphalique. Soumise à mon examen, la malade m'offrit les phénomènes suivans :

Nausées ; voix aiguë, *glapissante ;* toux bruyante, convulsive ; inspiration pénible, sifflante; expiration sourde, profonde ; cris et agitation, si l'on presse la région du larynx ; menaces de suffocation ; douleur de tête très-vive, la malade y porte souvent la main ; tendance à l'assoupissement ; strabisme ; face animée ; impossibilité de sortir la langue ; abdomen douloureux à la pression ; selles en dévoiement. Ces derniers symptômes fixèrent peu mon attention ; elle se porta toute sur ceux qui dérivaient de la région du cou, et qui me faisaient craindre le croup.

(Dix sangsues au cou ; frictions avec le liniment ammoniacal ; sirop d'ipécacuanha ℥iij ; eau d'orge oxymelée pour boisson ; sinapismes aux pieds.)

A trois heures, coma ; bouffissure de la face, qui est tantôt pâle, et tantôt colorée ; signes

très - prononcés d'hydrocéphale aiguë ; persistance de la toux , de l'enrouement et de la
douleur.

A neuf heures du soir , augmentation de tous
les symptômes ; oppression extrême ; mouvemens convulsifs ; roideur tétanique.

(Deux sangsues sur la région antérieure du
cou ; mêmes frictions ; vésicatoire à la nuque ;
quatre sinapismes , deux aux cuisses et deux aux
jambes ; looch blanc avec un grain de kermès.)

Mort à quatre heures du matin.

OUVERTURE DU CADAVRE faite quinze heures
après la mort.

Corps. Habitude pâle et un peu infiltrée.

Tête. Rien dans le cerveau.

Poitrine. Larynx et trachée-artère parfaitement sains. Poumons dans l'état normal ; un
peu de sérosité dans la plèvre et le péricarde.

Abdomen. Membrane muqueuse de l'estomac
d'un rouge très-foncé , contenant six gros vers
lombrics ; le tube intestinal, phlogosé dans la
plus grande partie de son étendue , était rempli
d'une quantité considérable de vers ascarides
lombricoïdes.

Réflexions. Cette observation est on ne peut
pas plus remarquable : elle nous offre à la fois

tous les symptômes caractéristiques du croup et ceux d'une affection cérébro-abdominale. Mais, frappé par l'intensité des premiers, je n'hésitai pas long-temps sur le choix des remèdes. Ou le croup était imminent, et il fallait le prévenir ; ou il était déjà déclaré, et il fallait l'attaquer avec énergie : c'est ce que je fis. Nous le vîmes néanmoins persister malgré le traitement mis en œuvre. Le danger s'accrut encore par l'apparition de tous les symptômes de l'hydrocéphale aiguë, symptômes dont la prédominance voila entièrement ceux de la maladie abdominale. A cet aspect, je porte un fâcheux pronostic, qui ne tarde pas à s'accomplir. A quatre heures du matin, la mort avait déjà frappé sa victime. Quel fut notre étonnement de ne trouver, à l'ouverture du cadavre, rien dans le cerveau, rien dans le larynx, rien dans la trachée-artère, rien dans les poumons, qui pût nous rendre raison des symptômes qui s'étaient présentés d'une manière si grave, si alarmante ! Or, à quelle cause, sinon à la gastro-entérite et à la présence des vers, rapporter la marche anomale et prothéïforme de cette maladie ? Il est donc bien démontré qu'un traitement anti-phlogistique, dirigé sur le tube intestinal, combiné avec les anthelmintiques, aurait pu seul arracher à la mort la malade qui fait le sujet de cette intéressante observation.

OBSERVATION IV.

Onze ans ; céphalalgie ; vomissemens; constipation ; mouvemens
convulsifs dans les muscles fléchisseurs des membres et dans
les élévateurs de la mâchoire inférieure ; cris ; symptômes
cérébraux qui font croire à l'existence d'une hydrocéphale
aiguë ; délire; coma; abolition complète des facultés intellectuelles ; surdité; mort le 23e jour. — *Gastro-entérite très-
intense.* (Leclercq, Dissert.)

Pierre Mazeret, âgé de 11 ans, d'un tempérament lymphatique , très-actif et doué de facultés intellectuelles très-développées pour son
âge , jouissait d'une bonne santé, quand il fut
pris , il y a quinze jours , sans causes connues ,
de violens maux de tête sus-orbitaires , accompagnés de vomissemens fréquens et de constipation sans douleurs abdominales.

(Infusion de fleurs de tilleul et d'oranger ;
idem de fleurs de camomille.)

23 Mai. A ces symptômes s'en joignirent de
convulsifs ; les muscles fléchisseurs des membres
et les élévateurs de la mâchoire inférieure devinrent le siége de contractions spasmodiques ;
cris presque continuels tout le jour et toute la
nuit.

Aujourd'hui 24 mai , on se détermine à le
faire entrer à l'hôpital. Voici les symptômes
observés alors :

Maux de tête sus-orbitaires très-intenses; libre

exercice des facultés intellectuelles ; yeux saillans , brillans et humides ; pupilles dilatées , la
droite sur-tout ; langue naturelle ; ventre indolent , vomissement ; pouls un peu dur , mais
sans irrégularité , ni fréquence ; peau sèche ;
une selle déterminée par un suppositoire. Un
médecin habile considère cette maladie comme
étant une hydrocéphale aiguë.

(Saignée de la jugulaire ℥iij ; deux sinapismes
aux pieds.)

25 Mai. Céphalalgie moins intense ; pupilles
moins dilatées ; face moins pâle ; plus de vomissemens ; ventre douloureux , mais seulement
quand on le presse avec un peu de force ; une
selle ; pouls toujours lent. M. Jadelot , qui voit
l'enfant pour la première fois , croit à l'existence d'une gastro-entérite.

(Un pot de limonade , et un autre fait avec
une décoction de racine de chiendent ; douze
sangsues sur le ventre ; lavemens avec décoction
de guimauve ; sinapismes aux jambes ; glace sur
la tête.)

26 Mai. Hier après l'application des sangsues , diminution de la céphalalgie. Aujourd'hui
délire ; agitation très - grande ; yeux toujours
saillans , mais moins brillans ; pupilles moins
dilatées ; paupières continuellement rapprochées ;
face pâle ; lèvres sèches ; langue humide et sans

rougeur ; ventre aplati , souple, douloureux à la pression ; constipation ; pouls petit et fréquent ; peau médiocrement chaude : dans la soirée, assoupissement.

(Limonade avec liqueur d'Hoffmann ʒβ ; émulsion d'amandes ℥vj ; potion avec éther sulfurique ʒβ ; camphre viij grains ; glace sur la tête ; fomentations huileuses et camphrées sur le ventre ; lavement émollient.)

27 Mai. Continuation de l'assoupissement ; abolition complète des facultés intellectuelles ; surdité.

(Même prescription que la veille ; plus huit sangsues aux tempes.)

28. Continuation des mêmes symptômes.

(Un vésicatoire à la jambe.)

29. Immobilité des traits ; paupières rapprochées et brunâtres ; pupilles dilatées ; grincement des dents ; plaintes lorsqu'on comprime l'abdómen ; dévoiement ; pouls petit et fréquent.

(Un vésicatoire à la nuque.)

30. Cessation des contractions spasmodiques des muscles de la mâchoire.

31. Les yeux sont ouverts et plus expressifs ; le malade entend et prononce quelques mots ; sa figure est pâle, son ventre moins sensible ; le dévoiement a cessé ; le pouls est petit , fréquent.

Le soir , stupeur ; yeux ternes ; pupilles plus

dilatées que jamais ; pouls d'une petitesse extrême. La mort a lieu à dix heures du soir.

AUTOPSIE CADAVÉRIQUE.

Crâne. Les circonvolutions cérébrales paraissent un peu affaissées ; du reste, l'encéphale
n'offre rien de particulier.

Thorax. Aucune lésion remarquable des organes que contient cette cavité.

Abdomen. La muqueuse gastrique présente
quelques rougeurs le long du bord supérieur de
l'estomac. La membrane qui tapisse l'intérieur
du duodénum et du jéjunum est saine ; mais
celle de l'iléon est très-injectée dans une étendue de 18 à 20 pouces ; elle est en outre parsemée de petites granulations de la grosseur
d'une tête d'épingle, de couleur rougeâtre, très-
rapprochées, et paraissant formées dans l'épaisseur de la membrane muqueuse même. Près du
cœcum, cette membrane, quoique pâle, offre
la même altération. On trouve, dans cette première portion du gros intestin, une plaque de
trois lignes de diamètre, d'un rouge brunâtre,
qui la rend semblable à une escarre. Le rectum
contient un ver ascaride lombricoïde mort.

Réflexions. Si , à toutes les chances favorables

au développement de l'hydrocéphale aiguë, nous ajoutons l'apparition des phénomènes que les auteurs regardent comme essentiels et inséparables de cette affection , on ne sera plus étonné qu'un praticien distingué ait pu croire à son existence. M. Jadelot, qui a fait une étude approfondie des maladies des enfans , et qui ne s'en laisse point imposer par tous ces symptômes, diagnostique au contraire une gastro-entérite. Mais, soit que celle-ci eût fait des progrès trop rapides, soit que le traitement anti-phlogistique, employé pour la combattre , n'ait point été assez énergique ou assez prolongé , on la vit continuer sa marche , et amener en peu de temps une terminaison funeste. Ici encore , comme dans les observations qui précèdent , le cerveau ne nous offre rien qui puisse justifier cette série nombreuse de phénomènes encéphaliques. On est donc forcé de les attribuer , ainsi que nous l'avons déjà fait, à l'inflammation des organes digestifs. Il est facile de prévoir , d'après cela , combien doit être considérable le nombre de gastro-entérites, prises pour des hydrocéphales aiguës avec ou sans altération organique.

Le fait que nous avons sous les yeux n'en est-il pas une preuve irrécusable? Il est constant , en effet , que si M. Jadelot n'eût point vu le malade , et que l'autopsie cadavérique

n'eut point été faite, l'on n'aurait pas manqué
de nous donner cette observation comme une
véritable affection cérébrale.

OBSERVATION V.

Dix-huit mois; céphalalgie; constipation; cris aigus; contractions
spasmodiques des muscles de la face et des membres; nausées;
subdelirium alternant avec un état comateux; soubresaut des
tendons; respiration courte, précipitée; vomissemens muqueux
et glaireux; douleur dans la région épigastrique; convulsions
générales; carphologie; déglutition impossible; mort le 10e
jour. -- *Gastro-entérite très-intense; hépatite légère.*

Rose Privas, âgée de 18 mois, d'un tempérament sanguin, avait joui d'une bonne santé
jusqu'au moment du sevrage. Vingt jours après,
elle se plaint d'une douleur sus-orbitaire; nuits
agitées; frisson suivi de chaleur; urines rares,
colorées; constipation.

Le 3 avril 1824, on me présenta la jeune
malade dans l'état suivant :

Tristesse et maigreur remarquables; face inégalement colorée, ou pour mieux dire comme
si on l'eût battue de verges; pupilles dilatées et
contractées par intervalles; céphalalgie très-
intense; cris aigus; peau sèche; chaleur âcre,
pouls dur, fréquent; refus de montrer la langue.
En parcourant les cavités thoracique et abdominale, ma main augmente à peine les souf-

frances de la malade ; sa tête, au contraire, est d'une sensibilité extrême.

(Quatre sangsues derrière les oreilles, lavement avec une décoction de fleurs de mauve, pédiluve sinapisé, eau d'orge pour boisson.)

4 Avril. La malade paraît un peu soulagée. Le lavement n'a pas été rendu.

(Eau de tilleul gommée, même lavement, pédiluve sinapisé.)

A six heures, douleurs de tête intolérables ; parole précipitée, embarrassée ; peau sèche et brûlante ; pouls petit, concentré ; yeux saillans, injectés ; contractions spasmodiques des muscles de la face et des membres ; envies fréquentes de vomir et d'aller à la selle ; difficulté d'uriner.

(Deux sangsues aux tempes, mixture antispasmodique, lavement émollient, sinapismes aux jambes, eau de veau nitrée.)

5 Avril. *Subdelirium* alternant avec un état comateux ; soubresaut des tendons ; respiration courte, précipitée ; vomissemens de matières muqueuses et glaireuses ; selles liquides, légèrement verdâtres ; urines assez abondantes.

(Continuation de la mixture, eau de riz gommée.)

Le soir, persistance de tous les symptômes.

6 Avril. Même état que la veille. La malade se plaint en outre d'une vive douleur et d'un

7

sentiment de chaleur insupportable dans l'abdomen ; soubresaut épigastrique ; pour la première fois elle montre la langue , qui est sèche et raboteuse ; les lèvres présentent le même aspect ; la physionomie , profondément altérée , exprime à la fois l'anxiété et l'abattement ; soif inextinguible ; pouls petit, concentré.

(Demi-bain tiède , quatre sangsues sur l'épigastre , cataplasme émollient.)

A onze heures , déjections fétides, involontaires; convulsions générales ; carphologie ; dents couvertes d'un enduit fuligineux ; pouls vermiculaire ; déglutition impossible. A trois heures du soir , mort.

Autopsie cadavérique six heures après la mort (1).

Tête. Arachnoïde légèrement injectée ; les autres parties sont dans l'état physiologique.

Poitrine. Tous les organes contenus dans cette cavité , ne présentent rien de remarquable.

Abdomen. Membrane muqueuse de l'estomac épaissie , boursoufflée , fortement colorée , et se laissant facilement déchirer ; en outre, quelques ulcérations , plus ou moins étendues , à bords perpendiculaires.

_____

(1) Elle fut faite en ma présence par M. H. Bousquet, étudiant en médecine.

En incisant l'intestin de manière à découvrir
la membrane interne, nous aperçûmes un grand
nombre de vaisseaux fortement injectés, et une
quantité assez considérable de sang noir extra-
vasé, qui nous fit croire un instant qu'elle était
gangrenée. — Foie légèrement phlogosé.

Réflexions. On voit encore par cette observation combien d'erreurs pratiques, j'allais dire
meurtrières, doivent entraîner les symptômes
qu'on a donnés comme pathognomoniques des
affections cérébrales des enfans, lorsqu'on se
hâte de déduire les agens thérapeutiques de
leur seule présence. Ici, sans doute, les anti-
phlogistiques, dirigés vers la tête, n'ont pas
été nuisibles, mais ils ont été du moins inutiles.
Ce qu'il y a sur-tout de remarquable dans ce
cas, c'est que jusqu'au dernier moment, aucun
signe ne nous a révélé la gastro-entérite ; tandis
que les phénomènes encéphaliques se sont manifestés avec une intensité telle, qu'ils semblaient
ne plus laisser aucun doute sur l'existence de
la méningite. Toutefois, nous n'avons découvert,
à l'ouverture du cadavre, aucun vestige d'inflammation, ni dans le cerveau, ni dans ses
annexes ; car que peut-on conclure de cette
légère injection de l'arachnoïde, sinon qu'elle
a été évidemment déterminée par la phleg-

masic de la membrane muqueuse gastro-intestinale? Faisons remarquer à ce sujet qu'on aurait
bientôt trouvé dans l'encéphale des traces non
équivoques d'inflammation, si celle de l'estomac
et des intestins se fut prolongée quelques jours
de plus. Or, il n'en faut pas davantage, à certains auteurs, pour leur faire regarder la gastro-
entérite, tantôt comme sympathique, tantôt
comme une simple complication ; et ce qui ne
contribue pas peu à alimenter cette erreur, c'est
que la phlegmasie abdominale s'efface ordinairement au fur et à mesure que la méningite fait
des progrès. Voilà, je ne crains pas de le dire,
ce qui a dû et ce qui doit avoir lieu dans le plus
grand nombre de cas. Les recherches anatomico-pathologiques de MM. Prost, Broussais,
Scoutetten, autorisent ce langage ; l'observation
le justifie.

OBSERVATION VI.

Huit ans; céphalalgie; symptômes de gastro-encéphalite; assoupissement continuel; rêvasseries; déglutition impossible; mort
le neuvième jour. -- *Trente vers lombrics très-longs dans l'estomac, et six près de la vulve cœcale.* (Dr Helye, Dissertation.)

F. Helye, âgé de 8 ans, d'une constitution
robuste, se plaignit, dès le principe de sa maladie, de douleurs de tête, d'une soif intense,

de picotemens dans l'estomac et de perte de
l'appétit. Les deux premiers jours se passèrent,
sans qu'il fît usage d'autres médicamens que de
l'eau gommée. Comme j'étais malade moi-
même, je fis appeler M. M***, médecin adjoint
de l'hôpital.

Le 3ᵉ jour, les symptômes avaient augmenté
d'intensité; les yeux étaient larmoyans, la pupille
très-dilatée, la peau brûlante; des rêvasseries
avaient lieu, l'épigastre était un peu douloureux. M. M*** pensa que ces symptômes carac-
térisaient une gastro-encéphalite.

(Vingt sangsues sur l'épigastre et six de chaque
côté du cou, sur le trajet des veines jugulaires.)

Le 4ᵉ jour, les douleurs cérébrales et épigastriques devinrent plus vives; la soif était
inextinguible; la langue blanchâtre, sèche, parsemée de petits points rouges sur les bords et
vers la pointe.

(Application de 40 sangsues à l'épigastre et
au cou.)

Le 5ᵉ jour, un peu d'assoupissement eut lieu
après l'application des sangsues; les symptômes
se prononcèrent d'une manière plus alarmante;
le bas-ventre était très-douloureux au toucher;
le jeune malade avait des vomissemens et était
par momens dans une sorte de délire; il grin-
çait des dents et éprouvait en outre un senti-

ment de piqûre dans diverses régions de l'abdomen.

(Application de 60 sangsues , eau gommée
pour boisson , sinapismes aux pieds.)

Le 6ᵉ, les symptômes furent les mêmes que
les précédens ; néanmoins , sur le soir , il y eut
de l'apyrexie , quoique le malade continuât à se
plaindre de sa tête et de son ventre.

(Application de 50 sangsues , lavement légèrement purgatif , même boisson.)

Le 7ᵉ jour , le malade tomba dans un assoupissement continuel ; les paupières étaient à
demi fermées et ne laissaient voir que la cornée
opaque ; son cœur battait avec force ; son pouls
était inégal ; la lèvre inférieure était tremblante ;
les rêvasseries étaient continuelles.

(Applications froides sur la tête, lavemens
purgatifs, vésicatoires aux jambes.)

Le 8ᵉ jour , la déglutition devint impossible :
ce jour-là, l'enfant fut livré à la volonté de sa
mère , et on prescrivit , pour la contenter , des
anthelminthiques en frictions et en lavemens. Il
semblait que l'instinct maternel était bien plus
clairvoyant que l'esprit du médecin ; malheureusement cet instinct fut trop tard écouté. La
mort eut lieu du 8ᵉ au 9ᵉ jour.

L'autopsie fut faite par l'aide-major en présence de trois sous-aides.

Les trois grandes cavités furent explorées avec
soin. La tête n'offrit aucune trace de maladie ;
on n'observa même pas la plus légère congestion
dans les vaisseaux des méninges et de l'encéphale. Tous les organes contenus dans la poitrine furent trouvés en bon état. Le pharynx,
l'œsophage et l'estomac furent ouverts ; l'on
trouva dans ce viscère 3o vers lombrics très-
longs ; les plus petits avaient quatre pouces. On
ouvrit tout le canal intestinal, et on vit six autres
lombricoïdes près de la valvule cœcale.

Réflexions. Cette observation est un exemple
frappant de ce que peut l'esprit de système.
Sans faire attention, en effet, aux picotemens
de l'estomac, mais sur-tout à ces petits points
rouges dont la langue se trouvait parsemée, et
que nous regardons comme pathognomoniques
de la présence des vers dans les organes digestifs, M. M*** fit appliquer, en six jours, malgré
l'exaspération des symptômes et sans respect
pour l'âge du malade, 182 sangsues sur l'épigastre et autour du cou. Cependant cette persistance , cette augmentation des symptômes,
étaient bien faites, ce me semble, pour dessiller
les yeux de M. M*** ; mais un aveugle partisan
de Broussais ne pouvait point changer son traitement. Aussi une mort prompte fut la suite

inévitable de ce traitement intempestif. A l'ouverture du cadavre, on ne trouva aucune trace
d'inflammation, ni dans le cerveau, ni dans
la poitrine, ni dans la cavité abdominale. Il est
donc bien évident que tous les désordres, observés pendant le cours de la maladie, sont dus
aux 36 vers lombrics contenus dans l'estomac
et le tube intestinal.

OBSERVATION VII.

Deux ans; somnolence; toux; diarrhée; assoupissement profond;
cris plaintifs; *facies* propre aux hydrocéphales; sensibilité
abdominale; réponses nulles; mort le quinzième jour. -- *Vers
ascarides et lombricoïdes dans l'estomac et l'intestin grêle;
rougeur dans la muqueuse de ce dernier; pleuro-pneumonie;
demi-once de sérosité dans le cerveau.* (Mitivié, Dissert.)

D.***, âgé de 2 ans, orphelin, d'une bonne
constitution, entra à l'hôpital le 18 juin 1816.
Pour tout renseignement, on rapporta qu'il avait
de la fièvre depuis douze jours, la diarrhée, et
qu'il toussait.

Le 19, ce malade présenta l'état suivant :
somnolence ; toux peu forte; léger mouvement
fébrile.

(Ipécacuanha 25 grains en trois doses, dans
une potion pectorale édulcorée ; julep.)

Le 22, assoupissement plus prononcé; toux

grasse, un peu difficile ; respiration libre ; pouls
dur et concentré ; diarrhée opiniâtre de matières
jaunes.

(Potion pectorale édulcorée , looch kermé-
tisé , sinapismes aux pieds.)

Le 24 , assoupissement profond ; morosité ;
cris plaintifs ; face animée ; pupilles dilatées ;
cornée un peu terne ; pouls petit et fréquent ;
chaleur à la peau.

(Quatre sangsues au cou , vésicatoire à la
nuque , sinapismes aux pieds ; même boisson.)

Le 26 , décubitus en supination ; assoupissement profond ; cris plaintifs ; *facies* propre aux
hydrocéphales ; conjonctives recouvertes d'une
pellicule albumineuse ; pupilles dilatées et res-
serrées alternativement ; lèvres sèches , un peu
noirâtres ; langue nette ; soif vive ; abdomen
un peu douloureux ; la diarrhée persiste ; pouls à
peine sensible ; respiration assez facile , rare ;
sensibilité émoussée ; réponses nulles.

(Infusion de tilleul et de feuilles d'oranger ,
potion éthérée , glace sur la tête , pédiluves
irritans.)

Le 28, assoupissement moindre ; pupilles dilatées et mobiles ; pouls très-petit , peu fréquent ;
chaleur au - dessous de l'état naturel ; sensibilité obtuse ; la diarrhée est plus considérable.

(Séton à la nuque , décoction blanche avec

le sirop d'opium , liniment vermifuge , lavement de tanaisie qui entraîne deux vers.)

Le 1er juillet , l'état du malade est à peu près le même ; l'abdomen est affaissé et douloureux à la pression.

(Même traitement. Le soir , lavement avec opium de Rousseau 6 gouttes.)

Le 2 , *facies* très-altéré , ridé ; yeux caves ; paupières entr'ouvertes ; cornée terne ; pupilles contractées , immobiles ; stupeur profonde ; déglutition encore assez facile ; abdomen rétracté ; cessation de la diarrhée ; respiration libre ; pouls inappréciable ; sensibilité presque nulle ; extrémités froides ; le soir , la pupille droite est très-dilatée ; mort à minuit.

OUVERTURE CADAVÉRIQUE.

Habitude extérieure. Maigreur , décoloration des tissus.

Tête. A peine trouve-t-on une demi-once de sérosité dans le cerveau , qui paraît parfaitement sain.

Thorax. Les poumons sont hépatisés à leur partie inférieure ; la plèvre costale du côté droit est rouge.

Abdomen. Quelques vers sont contenus dans l'estomac ; la muqueuse de tout l'intestin grêle est rouge ; cette partie du tube digestif renferme un grand nombre de vers ascarides , lombricoïdes.

Réflexions. Dans l'observation qu'on vient de lire , on voit les caractères de l'hydrocéphale aiguë parfaitement dessinés ; aussi eut-on recours à tous les moyens susceptibles d'en triompher : mais ils n'en persistèrent pas moins jusqu'au moment de la mort. Cette opiniâtreté ne semblait-elle pas annoncer , je le demande , un épanchement considérable dans le cerveau ? Eh bien ! on n'y trouve cependant qu'une demi-once de sérosité. Or, à moins de vouloir s'élever contre l'expérience , on ne peut attribuer les symptômes ci-dessus énumérés , qu'à la présence des vers contenus dans l'estomac et l'intestin grêle.

Quant à la pleuro-pneumonie , elle me paraît devoir être considérée comme une simple coïncidence , ou comme une complication qui a été passive dans la production des phénomènes hydrocéphaliques,

OBSERVATION VIII.

Trois ans; santé délicate; chute de la membrane muqueuse du rectum depuis l'âge de six mois; coqueluche; angine gutturale; diarrhée; constipation; céphalalgie; somnolence; convulsions; fonctions des sens et de l'intelligence entièrement nulles; respiration stertoreuse; coma profond; refroidissement général; mort le quinzième jour. — Bord postérieur du poumon droit gorgé de sang; lombricoïdes; gastro-entérite; légère infiltration séreuse de la pie-mère; un peu de sérosité dans les fosses occipitales inférieures et dans le canal vertébral. (Thibeaud, diss. cit.)

Amélie Boutmy, âgée de trois ans, d'un tempérament lymphatique, mais cependant assez bien constituée, cheveux noirs, avait toujours paru jouir d'une santé délicate ; elle était habituellement oppressée, et portait, depuis l'âge de six mois, une chute de la membrane muqueuse du rectum. Le 6 octobre 1819, elle fut reçue à l'hôpital des Enfans. Depuis environ quinze jours, elle avait une toux qui offrait le caractère des quintes de coqueluche ; le côté droit de la poitrine donnait un son un peu obscur ; la fièvre était assez vive ; l'appétit nul ; il y avait des alternatives de diarrhée et de constipation ; céphalalgie. En examinant l'arrière-gorge, on reconnut une angine gutturale ; l'enfant était très-agitée pendant la nuit.

Les inflammations gutturale et pulmonaire s'améliorèrent un peu sous l'emploi des adoucissans et des anti-phlogistiques; mais le dévoiement, l'agitation et la douleur de tête persistèrent, malgré l'application de quelques sinapismes aux membres inférieurs.

Le 13 octobre, on remarqua beaucoup de somnolence ; mais, les jours suivans, la petite malade parut bien moins abattue. Cependant elle continuait à se plaindre de la tête , et lorsqu'on l'interrogeait sur son mal , c'était toujours là où elle portait la main. Pendant la nuit du 17 au 18 octobre , le sommeil fut peu naturel ; l'enfant appelait fréquemment la fille de service et ne lui demandait rien lorsqu'elle s'était rendue à son lit.

Le 18 au matin , elle parut un peu abattue , et on jugea convenable de ne pas lui donner le potage qu'elle prenait ordinairement. L'assoupissement continua et augmenta jusqu'à deux heures du soir.

Le lendemain matin, à onze heures, on voulut la retirer de cet état en lui offrant quelques alimens ; elle se réveilla à peine, se mit cependant sur son séant , mais se recoucha de suite.

Deux heures après-midi. Commencement de convulsions ; état suivant : face pâle , bouffie ; yeux tantôt fixes, tantôt roulant continuellement dans leurs orbites; pupilles dilatées, immobiles ; commissures des lèvres tirées alternativement en

dehors d'une manière brusque ; mâchoires rapprochées; dents serrées et très-difficiles à écarter;
écume sanguinolente à la bouche ; décubitus
dorsal ; membres thoraciques alternativement
ou simultanément agités de mouvemens brusques ; flexion et extension rapide des avant-bras ;
doigts fléchis et parfois très-difficiles à redresser ;
quelquefois un côté paraissait presque immobile,
paralysé même, mais cela ne persistait pas ; on
ne remarqua pas de mouvemens convulsifs dans
les membres abdominaux ; les fonctions des sens
étaient entièrement nulles ; respiration accélérée,
thoracique ; pouls fréquent , faible ; chaleur
assez naturelle de la peau ; ventre un peu gonflé ,
résonnant ; pas de vomissemens. Le chirurgien
de garde appelé prescrivit cinq à six gouttes
d'éther dans une demi-cuillerée d'eau de gomme
édulcorée ; un sinapisme fut appliqué à une
jambe. Nul changement.

Un quart d'heure après, nouvelle dose d'éther ;
demi-bain tiède dans lequel on ne laissa l'enfant
que cinq minutes. Même état.

Trois heures un quart. Demi-lavement de lait
tiède qui est rejeté de suite. Quelques instans
après, un second est retenu plus long-temps ;
vésicatoire à la nuque.

Cinq heures. Même état. (Lavement purgatif
avec une décoction de séné et de miel mercuriel ;

potion avec la liqueur d'Hoffmann et teinture de castoréum.)

Une demi-heure après l'emploi de cés divers moyens (le sinapisme avait produit une rubé-faction vive), les convulsions se calmèrent un peu.

Huit heures. La petite malade était plus calme ; les mouvemens convulsifs avaient cessé dans les extrémités, mais il en existait encore de temps en temps dans les lèvres et toujours dans les yeux. Elle était plongée dans un profond assoupissement ; respiration précipitée, sterto-reuse ; fonctions des sens et de l'intelligence complètement nulles : le tiers de la potion avait été pris.

Cet état continua jusqu'à deux heures et demie du matin, où les convulsions la reprirent avec autant de force qu'auparavant ; les pupilles étaient très-dilatées ; la cornée avait perdu sa transparence et se couvrait de stries muqueuses. Le ventre n'était plus volumineux ni tendu ; il y avait eu plusieurs évacuations après les lavemens donnés la veille. Une assez grande quantité d'écume incolore remplissait la bouche.

(Sinapisme à un pied, vésicatoire à une cuisse. On lève celui de la nuque qui a bien pris. Douze à quinze gouttes d'éther sont administrées en une seule fois dans une demi-cuillerée de solution gommeuse.) Demi-heure après, nouvelle dose ; pas de changement.

Peu à peu les mouvemens convulsifs se calmèrent jusqu'à neuf heures et demie du matin.

Alors coma profond ; mouvemens convulsifs, bornés aux yeux et aux lèvres ; obscurcissement de la cornée, et stries muqueuses plus prononcées ; respiration précipitée, stertoreuse ; pouls très-fréquent, donnant environ 200 pulsations par minute ; insensibilité complète ; les pincemens les plus forts ne paraissent pas sentis. Toute la potion prescrite la veille avait été prise.

(Prescription de M. Jadelot : six sangsues aux tempes, décoction de mousse de Corse ℥j, potion gommeuse, liniment camphré sur le ventre.)

L'état de la malade demeura le même pendant toute la journée ; les sangsues saignèrent fort peu ; la peau commençait à se refroidir. Vers le milieu du jour, on appliqua un vésicatoire sur la tête.

Huit heures du soir. Face cadavéreuse ; yeux fixes, immobiles, recouverts d'un enduit muqueux ; refroidissement général ; pouls insensible aux poignets ; repiration bruyante, précipitée ; immobilité complète, Mort à neuf heures du soir.

OUVERTURE DU CADAVRE, soixante - douze heures après la mort.

Tête. Le vésicatoire, appliqué sur le crâne, n'avait pas pris ; légère infiltration séreuse de la pie-mère, au-dessous de l'arachnoïde ; substance cérébrale saine, non - injectée, molle ; nulle trace d'inflammation dans les méninges ; ventricules latéraux dans l'état naturel, contenant seulement quelques gouttes de sérosité ; sérosité un peu plus abondante, d'une teinte perlée, dans les fosses occipitales inférieures ; il s'en écoula aussi un peu du canal vertébral, en tout environ une cuillerée et demie. Le canal vertébral et la moelle étaient sains ; il se trouvait seulement quelques gouttes de sérosité entre les membranes.

Thorax. Cœur et poumons sains, le bord postérieur du poumon droit paraissait un peu plus engorgé de sang que le gauche ; le larynx et le commencement de la trachée contenaient un peu de mucus blanchâtre, mais leur membrane muqueuse était saine.

Abdomen. Estomac sain, présentant seulement à son intérieur une teinte rosée de quelques lignes d'étendue, occupant sa petite courbure. Les intestins furent ouverts dans toute leur longueur. L'intestin grêle contenait des matières liquides, jaunâtres, peu abondantes ; dans un point elles avaient une couleur verdâtre ; en

8

outre, six vers lombrics assez volumineux, dont plusieurs étaient réunis en une seule masse. Les matières contenues dans les gros intestins étaient un peu plus consistantes. La membrane muqueuse, pâle, blanche dans plusieurs endroits, offrait dans quelques autres une légère rougeur. Les autres viscères ne présentaient rien de particulier.

Réflexions. Voilà sans doute un exemple remarquable du peu d'efficacité des anti-spasmodiques dans le traitement des convulsions dont était atteinte Amélie Boutmy. Le calme qu'ils déterminèrent ne fut que passager. Or, si, au lieu de diriger les agens thérapeutiques vers la tête, et d'insister sur leur emploi ; si, au lieu de faire la médecine du symptôme, on eut prescrit des anthelminthiques, bien persuadé que tous les accidens étaient dus à la seule présence des vers, nul doute qu'on n'eût prévenu la mort. Aussi nous ne saurions trop répéter que les moyens les plus efficaces pour traiter le plus grand nombre des *affections dites cérébrales* des enfans, consistent dans les vermifuges, les sang-sues sur l'abdomen, les demi-bains tièdes et les lavemens. Nous ne prétendons pas en exclure les émétiques et les purgatifs ; mais, pour y avoir recours, il faut que les indications soient bien prononcées.

OBSERVATION IX.

Quatre ans; douleur dans la fosse iliaque droite; convulsions
générales; mort. -- *Ver lombric d'environ cinq pouces, logé
dans le cul-de-sac du cœcum ; inflammation de sa membrane
muqueuse.*

(Observation recueillie par M. le docteur Masclas.)

Un enfant de quatre ans, jouissant habituellement d'une bonne santé, quoique d'une faible
complexion , d'une mobilité nerveuse assez
grande, est pris subitement de fièvre, après s'être
fréquemment plaint, pendant quelques jours ,
d'une douleur qu'il rapportait à la fosse iliaque
droite. Tout-à-coup convulsions générales violentes et continues , dans lesquelles tous les
symptômes qui les caractérisent sont portés à un
assez haut degré. Le médecin appelé prescrit
une potion anti-spasmodique, l'immersion dans
un bain tiède, les frictions, les sangsues derrière
les oreilles, et généralement tous les moyens
appropriés en pareil cas. Les accidens semblent
d'abord diminuer d'intensité pendant quelques
momens, mais se reproduisent bientôt avec plus
de force, et se succèdent enfin avec une telle
rapidité, que la petite malade ne tarda pas à
succomber, après avoir porté souvent la main
du côté droit du bas-ventre.

AUTOPSIE CADAVÉRIQUE.

Tête. Toutes les parties sont dans l'état normal.

Poitrine. Cette cavité n'offre rien de remarquable.

Abdomen. Après des recherches exactes et long-temps prolongées, on trouva enfin un ver lombric long d'environ cinq pouces, logé dans le cul-de-sac du cœcum, et dont la moitié environ s'était introduite dans l'appendice de cet intestin, en formant un repli sur elle-même. Cet appendice était manifestement tendu. Sa membrane muqueuse était rougeâtre. Les autres intestins étaient dans l'état naturel, et contenaient quelques mucosités.

Réflexions. Cette observation m'a paru digne d'être citée : 1° à cause du lieu où séjournait le ver ; 2° par les accidens funestes qu'il développa sympathiquement, quoique logé en grande partie dans une portion d'intestin où il semble que la sensibilité ne doit pas exister à un haut degré ; 3° par l'absence de tout désordre appréciable dans le cerveau, ainsi que dans les autres organes ; d'où on pourrait conclure que la mort n'aurait eu lieu que par suite de l'état convulsif trop prolongé des muscles de la respiration, lequel auraitamené enfin la cessation de leurs fonctions. N'en est-il pas ainsi quelquefois de la mort causée par le tétanos ? En effet , on ne rencontre, pour la plupart du temps , aucune altération organique , mais seulement un engorgement des sinus cérébraux, qu'on ne doit considérer alors que comme effet.

OBSERVATION X.

Deux ans ; convulsions ; *subdelirium* ; mort 48 heures après. — *Dothinentérite*.

(Cette observation m'a été communiquée par M. le docteur Eugène Delmas.)

M.***, âgé de 2 ans , était triste , inquiet depuis quelques jours , lorsque , sans cause connue , il fut pris de mouvemens convulsifs dans les yeux et dans les muscles de la face. Peu après, convulsions qui vont toujours en augmentant ; abolition des sens ; *subdelirium*.

(Quatre sangsues derrière les oreilles , potion anti-spasmodique , sinapismes à la plante des pieds.)

Persistance et augmentation de tous les symptômes ; mort 48 heures après.

AUTOPSIE CADAVÉRIQUE.

Crâne. Les recherches les plus exactes ne firent rien découvrir dans l'encéphale , ni dans ses dépendances.

Thorax. Rien de particulier.

Abdomen. Estomac sain. *Intestins grêles :* les cryptes de Peyer font saillie sur la membrane muqueuse, qui est fortement injectée à leur base. Les ganglions mésentériques, bien plus développés que dans l'état physiologique, étaient de couleur rose. — Les gros intestins et surtout le colon transverse étaient parsemés d'ulcérations larges, profondes et d'autant plus nombreuses qu'on se rapprochait du rectum. — Le foie, le pancréas, la rate et les reins sont dans l'état normal.

OBSERVATION XI.

Trois ans ; douleur au pied droit ; mouvemens convulsifs des yeux et des muscles de la face ; trismus ; roideur des membres supérieurs ; affection tétanique ; déglutition impossible ; mort six heures après l'apparition des symptômes tétaniques. --- *Membrane muqueuse de l'estomac injectée, ramollie et ulcérée dans quelques points ; ulcérations profondes, nombreuses dans les intestins grêles ; vaisseaux du cerveau gorgés de sang.*

(Observation communiquée par M. E. Delmas.)

Une petite fille, âgée de 3 ans, valétudinaire, se plaint d'une douleur assez forte au pied droit ; les personnes aux soins desquelles elle est confiée, assurent que rien ne l'a blessée. Le soir, une légère rougeur parut sur le dos des trois premiers orteils.

(Application de quatre sangsues sur cette partie.)

Le lendemain, malaise général ; céphalalgie intense ; mouvemens convulsifs dans les yeux et dans les muscles de la face ; la malade dit ne plus éprouver aucune douleur dans le pied. Quelques heures après, trismus ; roideur des membres supérieurs ; affection tétanique ; déglutition impossible.

(Huit sangsues sur les apophyses mastoïdes, vésicatoire à la nuque, sinapismes aux jambes.)

La mort eut lieu six heures après l'apparition des symptômes tétaniques.

AUTOPSIE CADAVÉRIQUE.

Tête. La cavité cérébrale n'offre rien de particulier, seulement les vaisseaux du cerveau sont gorgés de sang. Les membranes de cet organe ont leur transparence et leur consistance ordinaires. La substance médullaire n'est nullement altérée. On peut en dire autant du cordon rachidien.

Poitrine. État normal.

Abdomen. La membrane muqueuse de l'estomac est injectée, ramollie et ulcérée dans plusieurs points. — Les intestins grêles présentent, sur-tout à leur terminaison, des ulcérations nombreuses et assez profondes. Rien de remarquable dans les autres parties contenues dans cette cavité. — Les trois orteils du pied droit sont dans l'état sain.

Réflexions. Ces deux observations, comme on a dû le remarquer, offrent plusieurs points de contact. Dans toutes deux, l'on voit les convulsions débuter d'une manière rapide, se présenter avec une grande intensité ; et dans toutes deux les causes nous échappent. Dans toutes deux, on observe d'abord des mouvemens convulsifs aux yeux, aux muscles de la face, qui bientôt deviennent généraux (1) ; et dans toutes deux, le traitement qu'on dirigea vers la cavité encéphalique, afin de calmer le système nerveux, fut entièrement inutile : les malades succombèrent.

L'axe cérébro-spinal fut examiné avec le plus grand soin ; on se livra même, nous a assuré M. le docteur Delmas, aux recherches d'anatomie pathologique les plus minutieuses ; on ne découvrit rien. Mais quel système interroger quand celui-là est resté muet ? Où donc chercher la cause de cette mort prompte et inespérée ?

_____

(1) Celle-ci diffère seulement de la précédente par un véritable état tétanique.

Dans la cavité abdominale : c'est elle qui la recèle ; c'est là que, le scalpel à la main, nous expliquons et la maladie et la mort. Voyez plutôt vous-même, et jugez.

Tous les faits se réunissent donc pour prouver que l'inflammation de la membrane muqueuse gastro-intestinale est la cause la plus ordinaire des convulsions qui attaquent les enfans. Déjà Baglivi l'avait dit : « *Omnes ferè infantum con-* « *vulsiones ex stomacho oriri.* » A son exemple, prenons les organes digestifs pour guide de nos recherches, et, comme lui, nous arriverons à d'heureux résultats.

CHAPITRE II.

NATURAM MORBORUM OSTENDUNT CURATIONES.

Après avoir constaté, par l'autopsie cadavérique des individus qui font le sujet des onze observations qu'on vient de lire, l'influence des organes digestifs sur le cerveau, et avoir étudié la marche que suit la nature dans la production des phénomènes encéphaliques, nous allons rapporter quelques exemples de guérison, qui ne feront que donner une nouvelle force aux principes que nous avons émis.

OBSERVATION XII.

Dix ans; constitution délicate; céphalalgie; douleur à la région antérieure du cou et à l'épigastre; - dévoiement; toux sèche; délire; cris: -- *amélioration successive; convalescence le quinzième jour.* (Thibeaud, *dissertation citée.*)

Henriette Gérard, âgée de dix ans, d'une constitution délicate, maigre, tempérament sanguin-lymphatique, fut prise, le 29 juillet 1819, après un repas copieux, d'une vive douleur dans la tête et les membres, de nausées et de vomissemens très-douloureux. Un émétique administré procura plusieurs vomissemens bilieux et la sortie de deux vers par la bouche. Le troisième jour, soif vive; douleur à la gorge et à l'épigastre; vomissemens pendant la nuit précédente; agitation continuelle; fièvre intense; délire le soir. (Boissons adoucissantes.)

2 Août au soir. Entrée de la malade à l'hôpital. Elle offre l'état suivant : face rouge, contractée; conjonctive injectée; lèvres sèches; langue rouge, sèche, racornie; douleur à la gorge et à l'épigastre; dévoiement abondant; urines rares; pouls petit, fréquent et serré; chaleur vive; peau sèche; toux assez fréquente et sèche; délire. (Boissons délayantes.)

3 Août, 5ᵉ jour. Même état que la veille. M. Jadelot la vit ce jour pour la première

rois, et fit appliquer dix sangsues sur l'abdomen.
(Limonade, mauve.) Le lendemain au soir,
redoublement très-prononcé. (Sinapisme à une
jambe.)

5 Août, 7ᵉ jour. État à peu près le même. Face
triste, grippée; pulsations rapides des carotides;
continuation du délire; cris; abdomen douloureux, tendu; un peu de dévoiement.

(Huit sangsues autour de la tête, cataplasmes
avec décoction de pavot sur le ventre, sinapismes
aux pieds; le soir, glace sur la tête.)

Dans la soirée, après l'application de la glace,
il y eut du calme; la nuit fut assez tranquille
jusqu'au matin du 6, où le délire la reprit.
(Cinq sangsues à l'anus.)

Le soir, pas de changement remarquable.

7 Août, 9ᵉ jour. La nuit a été très-bonne, le
délire a complètement cessé; l'expression de
tristesse de la face est beaucoup moins prononcée; la malade répond bien aux questions,
et se plaint de souffrir encore un peu de la tête;
langue humide, d'une couleur rosée; abdomen
encore un peu tuméfié, mais à peine douloureux
à la pression; dévoiement peu abondant; poûls
faible, peu fréquent; la peau est souple, elle a
perdu la sécheresse et la chaleur qu'elle présentait les jours précédens. (Boissons délayantes,
cataplasmes.)

Le lendemain, il survint une légère exacerbation, la langue se sécha, se rougit ; l'abdomen
redevint un peu douloureux, la face plus triste ;
l'enfant se plaignit un peu. Ces symptômes cessèrent promptement. Pendant quelques jours,
elle conserva un peu de diarrhée et de sensibilité
à l'abdomen. On s'en tint aux boissons délayantes
et à quelques bouillons.

Le 13 août, la douleur de ventre avait entièrement disparu. Il subsiste encore un peu de diarrhée ; on permet quelques potages. Peu après,
la diarrhée se supprima. On augmenta graduellement la quantité d'alimens ; et l'enfant sortit de
l'hôpital parfaitement rétablie vers le milieu de
septembre.

Réflexions. On ne peut s'empêcher de reconnaître, dans cette observation, une irritation
de la muqueuse gastrique, survenue à la suite
d'un repas copieux. Si, à cette cause détermi-
nante, nous joignons l'emploi de l'émétique,
on concevra sans peine, et l'augmentation de
l'irritation gastrique, et l'apparition des symptômes cérébraux, dont l'intensité réclama un
traitement particulier. Toutefois, on ne mit
des sangsues autour de la tête qu'après en avoir
appliqué dix sur l'abdomen. Ce cas vient donc
confirmer la proposition que nous avons énoncée

plus haut , que lorsqu'un malade, atteint d'une
inflammation de la muqueuse gastro-intestinale,
éprouve en même temps des symptômes bien
prononcés dans l'encéphale , il faut, pour obtenir un succès complet, attaquer, pour ainsi
dire , simultanément ces deux parties , sans
néanmoins jamais perdre de vue que la phlegmasie abdominale doit être traitée la première,
et exige , en outre , des moyens plus énergiques.
C'est en suivant une pareille méthode qu'on peut
espérer de diminuer la mortalité , si fréquente
à cette première période de la vie. L'observation dont nous venons de tracer l'histoire est un
exemple frappant de cette vérité. Nous voyons
en effet, après une nouvelle application de sangsues à l'anus, le délire cesser complètement,
tous les symptômes, en un mot, perdre leur
intensité , et finir par disparaître complètement
à l'aide des boissons délayantes.

OBSERVATION XIII.

*Quatre ans; toux; anorexie; douleur frontale; subdelirium;
coma; mouvemens spasmodiques; fièvre; diarrhée avec ténesme; ventre tendu et douloureux; vomissemens bilieux:
— diminution de tous les symptômes après une application de
sangsues sur la cavité abdominale; guérison complète quatre
jours après.*

Marie-Caroline Cros, âgée de 4 ans, d'un
tempérament lymphatique, toussait et éprouvait, depuis quelques jours, de la répugnance
pour les alimens, lorsqu'elle fut prise, le 9
octobre 1825, d'une douleur frontale très-vive
et pour laquelle on réclama nos soins. Rendu
auprès de la jeune malade, je la trouvai dans
une agitation qui formait un contraste frappant
avec sa tranquillité naturelle. Elle m'offrit en
outre les phénomènes suivans :

Peau sèche; chaleur modérée; pouls fréquent; langue aride, blanchâtre; abdomen
légèrement tendu, à peine sensible. L'examen
de la poitrine ne présente rien de particulier.
Cet état ne me parut point exiger une médecine
très-active.

(Pédiluve sinapisé, eau d'orge édulcorée avec
le sirop de guimauve.)

13 Octobre. *Subdelirium;* assoupissement;
pupilles dilatées; mouvemens spasmodiques;
urines rares et foncées en couleur; dévoiement;

peau sèche et brûlante ; céphalalgie gravative ; cris plaintifs.

(Quatre sangsues sur les apophyses mastoïdes; même boisson.)

Le soir , la céphalalgie est moins forte ; diarrhée avec ténesme.

(Lavement avec une décoction de tête de pavot.)

Le 14 , nuit très-agitée , rêvasseries , somnolence ; face tantôt pâle , tantôt colorée ; lèvres sèches et rugueuses ; langue gonflée et rouge sur la pointe ; nausées fréquentes ; ventre tendu et douloureux ; narines couvertes d'un enduit pulvérulent ; démangeaison du nez ; la tête et les membres soulevés retombent de leur propre poids. Soupçonnant , d'après la constitution de l'enfant , que la présence des vers dans le tube intestinal pouvait bien être la cause de ces phénomènes insolites dont il vient d'être question , je prescrivis le sirop de mousse de Corse éthéré et un lavement avec l'huile d'olive combinée avec l'huile de Ricin.

Deux ou trois selles sans vers. Même état.

Le soir , augmentation des symptômes ; vomissemens bilieux. La malade pousse des cris affreux dès qu'on touche l'abdomen , et rejette avec force la main exploratrice ; peau sèche , chaleur âcre , brûlante.

(Demi - bain tiède , six sangsues sur l'épigastre , cataplasmes émolliens ; eau de poulet
pour boisson.)

Légère diminution dans les symptômes. M. C.
a uriné quatre fois , et rendu par les selles beaucoup de matières muqueuses et glaireuses ; la
peau est moins sèche et sa température plus
naturelle. Les douleurs de la cavité encéphalique et du ventre ne sont pas à beaucoup près
aussi intenses.

(Demi-bain tiède , deux lavemens émolliens,
même tisane , bouillon d'herbes.)

Le soir, amélioration croissante ; la tête sur-
tout n'est que peu ou point douloureuse.

Le 16 , la malade a dormi presque toute la
nuit ; elle voudrait manger ; le ventre est un peu
douloureux. Même prescription que la veille.

Le soir , M. C. se livre sur son lit à de petits
amusemens. On lui donne quelques alimens bien
légers et en très-petite quantité.

Le 19 , guérison.

Réflexions. Parmi les symptômes que nous a
offerts la malade qui fait le sujet de cette observation , on a dû en remarquer quelques-uns de
ceux qui appartiennent à l'irritation de la membrane muqueuse intestinale. Mais, je l'avouerai
avec franchise , ils étaient tellement modérés,

que je les crus déterminés par une affection
cérébrale. Ainsi se trouve justifiée l'application
des sangsues sur les apophyses mastoïdes. A ce
sujet, nous ferons observer que ces vers aqua-
tiques peuvent alors, en vertu de cette loi vitale
ubi stimulus, ibi fluxus, déterminer sinon un
raptus considérable vers le cerveau, y établir
du moins un centre de fluxion, qui donnent
ensuite lieu l'un et l'autre aux accidens les plus
funestes. L'appareil digestif des enfans malades
ne saurait donc être examiné avec trop d'attention. On s'est déjà convaincu en effet, et on
voit encore par cet exemple, que, quoique faiblement exprimée, la gastro-entérite n'en existait pas moins, qu'elle était la cause de tous les
phénomènes encéphaliques, et qu'il a fallu l'attaquer d'une manière directe pour les dissiper
entièrement.

OBSERVATION XIV.

Trois ans ; anorexie ; céphalalgie ; nausées ; assoupissement ;
constipation ; douleur abdominale ; cris brusques, plaintifs ;
convulsions générales ; coma ; respiration irrégulière ; vomissement bilieux ; grande chaleur dans le ventre qui est très-
sensible à la pression ; froid des extrémités : -- *Sangsues sur
l'épigastre ; demi-bain tiède ; fomentations émollientes ; amendement notable ; continuation de ces moyens ; guérison.*

Jean-Étienne Roques, âgé de 3 ans, d'un
tempérament sanguin, bien constitué, avait

9

perdu l'appétit depuis huit à dix jours, lorsque je fus consulté. Dans la nuit du 30 mai 1823, il s'était plaint de fortes douleurs de tête, et de nausées continuelles. Voici l'état dans lequel je le trouvai le 31 mai à 8 heures du matin :

Tendance à l'assoupissement ; face tirée ; paupières entr'ouvertes qui ne laissent voir que le blanc de l'œil ; langue saburrale dans le milieu, légèrement rouge vers ses bords ; peau sèche ; pouls petit, serré ; constipation ; douleur abdominale s'étendant de devant en arrière, et allant se terminer au dos vers les vertèbres lombaires. Dès qu'on le remuait, il faisait entendre de petits cris brusques, plaintifs, et retombait aussitôt dans l'assoupissement.

(Deux sangsues aux tempes, et deux derrière les oreilles, sinapismes à la plante des pieds, embrocations huileuses sur tout le bas-ventre, lavement avec une décoction de graine de lin.)

Sept heures du soir. Il y a eu un peu de calme dans la journée ; l'assoupissement est moins profond, mais le malade est inquiet et très-agité ; peau sèche et brûlante ; fièvre ; soif vive ; éclat brillant des yeux ; céphalalgie intense ; sentiment pénible et douloureux lors de l'émission des urines.

(Émulsion camphrée, eau de gomme pour

boisson, demi-lavement : on enveloppe les mol-
lets avec de la moutarde.)

1er Juin. Mouvemens convulsifs généraux ;
loquacité presque continuelle qui est remplacée
par un coma profond ; *facies* abattu, souffrant ;
respiration fréquente, irrégulière ; ventre tendu,
douloureux à la pression.

(Vésicatoire à la nuque , pédiluve sinapisé ;
potion éthérée , fomentations émollientes sur la
région épigastrique.)

Le soir, à quatre heures , tous les symptômes
ont empiré : cris plaintifs ; yeux entièrement
renversés en haut ; pupilles dilatées , n'oscillant
que faiblement à l'approche d'une lumière ; *subdelirium ;* vomissement de matières poracées ,
survenu à la suite d'une légère prise de bouillon
de viande ; langue très-sèche ; soif ardente ; froid
des extrémités qui contraste , d'une manière
remarquable , avec la chaleur de l'abdomen ;
constipation.

La persévérance , l'augmentation même des
symptômes , malgré l'emploi des agens thérapeutiques énumérés , jointes à la suppression de
la perspiration cutanée , des urines , des matières fécales, et au vomissement qui avait eu
lieu, tout me fit croire que les phénomènes
morbides qui m'avaient fait regarder la maladie du jeune Roques comme ayant son siége

dans la cavité encéphalique , étaient purement sympathiques d'une irritation de la muqueuse gastrique.

(Quatre sangsues sur l'épigastre , demi-lavement avec une décoction de graine de lin , eau de gomme pour boisson , cataplasme émollient après la chute des sangsues.)

2 Juin. Le sang a coulé abondamment ; le malade a un peu dormi ; amélioration générale; toutefois le ventre est plus douloureux que la veille.

(Demi-bain tiède , fomentations émollientes, même lavement : le précédent n'était pas encore rendu.)

Le soir , grande diminution de tous les symptômes ; le malade a uriné plusieurs fois ; ses urines sont rouges, sédimenteuses ; il a été deux fois à la garde-robe.

(Bouillon de pain , lait coupé avec l'eau d'orge.)

3. Juin. Nuit très-calme ; sommeil assez prolongé ; mais la région épigastrique est toujours un peu douloureuse à la pression.

(Trois sangsues sur cette partie , demi-bain tiède , lavement.)

Le soir , le malade n'accuse aucune douleur.

Le 4 et le 5 , le mieux continue.

Le 6 , guérison parfaite.

Réflexions. Lorsqu'on lit cette observation,
on voit les traits de l'hydrocéphale aiguë tellement prononcés, qu'on a d'abord peine à concevoir que le traitement, dirigé contre cette
maladie, l'ait plutôt aggravée que diminuée.
Mais pouvait-il en être autrement ? Et devions-
nous, en agissant ainsi, nous attendre à dissiper
des symptômes cérébraux, qui avaient leur point
de départ dans la cavité abdominale? Non; et
ce sont sans doute des cas analogues qui dûrent
porter Whytt, Watson, Fothergill, Nisbet,
Thomas, Haliday, Baraillon, etc., à considérer l'hydrocéphale aiguë comme incurable.
Cette affection est une maladie très-grave,
souvent même mortelle, j'en conviens; mais
est-ce une raison pour la placer toujours au-
dessus des moyens thérapeutiques? Des faits
nombreux de guérison attestent tous les jours
la puissance de l'art, et font disparaître ainsi
cette funeste prévention. Espérons même que
lorsque la prédominance des organes digestifs
sera suffisamment appréciée, on comptera autant de succès qu'on éprouvait autrefois de
revers. Voyez ce qui a eu lieu au début de cette
maladie; voyez, au contraire, ce qui arrive
alors que nous diagnostiquons une gastro-entérite. A peine un traitement approprié à cette
maladie est-il mis en œuvre, que tous les symp-

tômes encéphaliques s'améliorent sous son influence, et rétablissent, en six jours, l'équilibre le plus parfait.

OBSERVATION XV.

Dix ans; douleur lombaire qui se propage dans les cuisses; céphalalgie intense; délire; convulsions des deux extrémités supérieures; toux; nausées; région épigastro-abdominale presque insensible; constipation; tendance à l'assoupissement; coma profond; insensibilité générale; vomissemens bilieux; selles en dévoiement; ventre tendu, très-douloureux. — Cet appareil effrayant de symptômes disparaît à l'aide d'un traitement dirigé vers la cavité abdominale; guérison complète le 27e jour.

Paul Durand, âgé de dix ans, d'un tempérament lymphatico-sanguin, eut, pendant l'hiver de 1820, les ganglions lymphatiques du cou engorgés; ils s'ouvrirent un mois après et suppurèrent long-temps. Depuis cette époque, la santé de cet enfant avait été assez bonne, lorsque, le 3 août dernier, à la suite de quelques travaux pénibles de la campagne, il éprouva subitement un frisson qui dura environ une demi-heure, avec un tremblement assez fort; à cet état succéda un sentiment de chaleur vive, sans sueur.

Le lendemain, D.*** se plaint d'une douleur qui, des lombes, se propage dans les cuisses; inappétence; soif vive; céphalalgie, peau sèche; chaleur modérée; pouls naturel.

(Boissons délayantes, légèrement diaphoré-
tiques.)

Cet état persista jusqu'au 8 août. On prescrivit alors un vomitif qui fit rendre beaucoup
de matières bilieuses, mais le malade n'en
éprouva aucun soulagement ; son mal s'aggrava
même à dater de ce moment.

Appelé le 9 août, à huit heures du matin, je
le trouvai dans l'état suivant :

Décubitus en supination ; délire ; rire involontaire ; convulsions des deux extrémités supérieures ; face animée ; yeux renversés en haut ;
rougeur des conjonctives ; resserrement des mâchoires ; grincemens de dents ; pouls serré, petit,
irrégulier ; difficulté de respirer ; toux à secousses isolées, accompagnée d'une expectora-
tion muqueuse ; chaleur interne très-élevée,
inégalement répandue sur la surface de la peau,
dont la sécheresse est extrême ; la région épigastro-abdominale paraît insensible, cependant
une pression un peu forte nous avertit qu'elle
est douloureuse ; constipation ; urines rares,
rouges, chaudes.

(Dix sangsues sur l'épigastre, fomentations
émollientes, pédiluve très-chaud, eau de gomme
acidulée avec le suc de citron pour toute boisson, diète absolue.)

Le soir, l'état est à peu près le même,

10 Août. Légère rémission dans les symptômes ; le malade reconnaît tout le monde, mais
il répond vaguement aux questions qu'on lui
adresse ; tendance à l'assoupissement.

Quatre heures. Coma profond, insensibilité
générale ; face pâle ; extrémités froides ; pouls
faible, irrégulier.

(Eau vineuse sucrée, quelques cuillerées de
bouillon.)

11 Août. Vomissemens bilieux ; nuit très-
agitée ; délire jusqu'à deux heures après minuit ;
selles en dévoiement ; pouls fréquent ; chaleur
âcre ; figure un peu animée ; trait *naso-buccal ;*
yeux larmoyans ; céphalalgie intense ; respiration suspirieuse ; lèvres sèches ; langue chaude,
rouge sur les bords ; ventre tendu, douloureux
à la pression ; rougeur de la muqueuse de
l'anus.

(Huit sangsues sur l'abdomen, lavement émollient, fomentations tièdes sur les piqûres, applications froides sur la tête, pédiluve chaud
avec une décoction de fleurs de mauve, eau de
gomme acidulée pour boisson.)

Le soir, le sang a coulé abondamment ; le
pouls s'est relevé ; la langue a pâli ; la peau est
plus souple, moins sèche ; la céphalalgie a considérablement diminué ; soif inextinguible ; deux
selles.

(Même prescription , sauf l'application des sangsues.)

12. Le malade a passé la nuit dans cette légère amélioration ; le pouls est plus développé, la tête plus libre, mais l'épigastre est très-douloureux.

(Fomentations huileuses légèrement opiacées sur toute la cavité abdominale , demi-bain tiède, riz au lait.)

Le soir, diminution de tous les symptômes.

(Même prescription à l'exception du bain.)

13. Rêvasseries ; nuit d'ailleurs assez calme ; la figure commence à prendre une meilleure expression. Une selle ; urines abondantes, un peu sédimenteuses ; ventre tendu.

(Demi-bain tiède (le malade y reste une heure et demie) ; bouillon de poulet.)

A six heures , le mieux va toujours en augmentant. Je conseille quelques pruneaux et un peu de groseille ; eau vineuse sucrée.

14. Nuit agitée ; *subdelirium;* nausées, coliques violentes ; pouls fébrile ; céphalalgie.

(Quatre sangsues à l'anus, demi-lavement avec une décoction de graine de lin , mêmes fomentations.)

Le soir, le malade n'accuse aucune douleur.

15. Sommeil de quelques heures ; bien-être remarquable.

(Crêmes de riz, bouillons d'herbes, décoction d'orge.)

Cinq heures. Amélioration progressive.

16. Le malade a passé une très-bonne nuit;
il témoigne le desir de manger. L'exaspération
de l'irritation gastrique, qui avait eu déjà lieu
deux fois, par l'ingestion de quelques pruneaux
et d'un peu de bouillon, me faisant craindre le
même danger, je ne permis l'usage des alimens
que le lendemain, avec recommandation ex-
presse de commencer par les plus légers et de
n'en prendre que peu à la fois.

Le 25, D.*** va toujours de mieux en mieux,
et son teint annonce une guérison entière très-
prochaine.

Le 30, les forces sont revenues; la santé
paraît bien rétablie; il n'y a plus eu, en effet,
la moindre rechute.

Réflexions. On voit dans cette observation,
remarquable sous tous les rapports, une gastro-
entérite exaspérée à son début par l'emploi d'un
vomitif. Ainsi activée, cette phlegmasie ne tarda
pas à associer le cerveau à ses souffrances; on
aurait dit une méningite aiguë bien développée.
Il est digne de remarque que les symptômes cérébraux n'arrivèrent que progressivement à ce haut
degré d'intensité; il n'y avait d'abord, dans l'in-

vasion, qu'une céphalalgie légère. Le délire, les
convulsions, le renversement des yeux en haut,
la rougeur des conjonctives, le resserrement des
mâchoires, le grincement de dents ne se manifestèrent que le 5ᵉ jour de la maladie. Ces
phénomènes, le délire sur-tout, étaient bien de
nature, ce me semble, à faire supposer qu'ils
étaient l'expression fidèle d'une phlegmasie des
méninges, d'autant que la douleur, un des caractères les plus constans de l'inflammation de
l'estomac et des intestins (1), était pour ainsi
dire nulle lorsque nous fûmes consulté. Nous

(1) Je dis des plus constans, parce qu'on tomberait dans une
erreur très-grave, si l'on pensait que la douleur soit une compagne inséparable de la gastro-entérite. Pour prouver cette exception les faits se présentent en foule ; M. Broussais pourrait
nous en fournir plusieurs ; Morgagni en cite deux sur-tout très-
remarquables : en voici un. Cet auteur (*Epist.* 35, *art.* 2) parle
d'une femme, âgée de 50 ans, qui, après une chute assez légère,
fut prise de vomissemens de matières stercorales; comme il y
avait constipation, on lui donna deux doses de mercure de deux
drachmes chacune, qui produisirent quelques selles. La malade
succomba vers le 5ᵉ jour, à dater de l'invasion de la maladie,
sans que, pendant tout ce temps, il eût existé la moindre apparence de convulsions, de douleur ou de fièvre ; et cependant
l'autopsie cadavérique démontra que l'inflammation avait été
portée au point de déterminer la gangrène des intestins grêles.
Quelle peut être la cause d'un phénomène si singulier? On
pourrait en donner plusieurs raisons; mais, comme il n'y en a
aucune qui puisse s'appliquer à tous les cas, je me bornerai à
énoncer simplement le fait, sans chercher à expliquer le *comment*, le *pourquoi*. -- L'autre exemple, cité par Morgagni, se
trouve dans la même lettre, art. 30.

ferons observer que le délire dépend le plus ordinairement de la méningite (je ne citerai point
des faits, ils sont trop connus); mais nous ferons
observer aussi qu'il n'est pas nécessaire que cette
inflammation existe pour que le délire sur-
vienne; il suffit, pour cela, que les méninges
se trouvent dans un état de sur-excitation: l'anatomie pathologique le prouve tous les jours.
Nous disons les méninges, parce que M. Lallemand (1) s'est assuré, comme Willis (2) l'avait
déjà lui-même observé avant notre illustre professeur, que lorsque la surface du cerveau est
attaquée, sans que ces membranes le soient, il
y a assoupissement sans délire. Mais, comme
cette sur-excitation, dont nous parlions tout-à-
l'heure, peut devenir dans quelques momens une
phlogose réelle, il faut, pour l'empêcher de
s'établir, pour s'opposer à cette sympathie morbide, attaquer vigoureusement et de prime
abord la gastro-entérite. Il y a plus de talent
à prévenir les maladies qu'à les prédire.

Si la douleur épigastro-abdominale de notre
malade était nulle, lorsque nous le vîmes pour la
première fois, c'est que son cerveau était alors
dans cet état de sur-excitation ; et voilà ce qui

(1) Conférez ses belles lettres sur l'encéphale, vrai modèle
d'observation.
(2) *Vid. t. II, cap. X, p.* 160 *et* 161.

arrive précisément toutes les fois que ses fonctions sont altérées. En effet, cet organe n'ayant
plus la faculté de percevoir, on conçoit que
la douleur, produite par la gastro-entérite,
doit considérablement diminuer, et disparaître
même entièrement. Or, cette absence de la
douleur, si l'on n'explore pas attentivement tous
les autres signes que lui ont assignés les obser-
vateurs(1), a dû et doit encore, sans contredit,
faire méconnaître, dans beaucoup de cas, l'organe primitivement affecté, le véritable siége
de la maladie, et déterminer, par une conséquence rigoureuse, une thérapeutique funeste.
Cette observation vient à l'appui de ce raisonnement. Tant que le cerveau fut fortement
excité, la douleur épigastrique ne fut point
sentie; elle devint, au contraire, très-vive après
l'application réitérée des sangsues sur l'abdomen. Ce fait nous avertit, en même temps, de

(1) Il faut alors, dit M. Lallemand, interroger avec d'autant
plus de soin les autres phénomènes, qu'étant indépendans de
la sensibilité et de la volonté, ils ne varient pas....... Ainsi,
quoiqu'un malade ait l'abdomen souple et ne manifeste aucune
douleur, quand on comprime les régions épigastrique, ombilicale, illiaques droite et gauche, si la peau est brûlante et
sèche, si la langue est rouge, le pouls fréquent, etc., vous
reconnaîtrez, malgré l'absence de la sensibilité et de la contraction des parois abdominales, une inflammation de la membrane muqueuse gastro-intestinale.

l'opiniâtreté qu'il faut quelquefois apporter dans
le traitement de la gastro-entérite. Si , plus
timide , nous ne fussions pas revenu à l'emploi des sangsues , et que nous n'eussions pas
fait observer un régime austère , nul doute que
la sur-excitation cérébrale ne se fût transformée
en une véritable phlegmasie , qui serait devenue
aussi grave que si elle eut été primitive. L'amélioration bien sensible , qui survint après la
seconde évacuation sanguine , en est une preuve
évidente. On voit enfin , dans cet exemple , la
disposition , ou pour mieux dire la facilité qu'a
l'inflammation de l'estomac et des intestins , à
récidiver sous l'influence de la cause la plus
légère , puisqu'il a suffi de quelques pruneaux ,
d'un peu d'eau vineuse et de bouillon , pour
donner lieu deux fois à la réapparition de cet
appareil effrayant de symptômes cérébraux que
nous avions noté au début de la maladie. Le
même traitement, dirigé vers la cavité abdominale et vers cette cavité exclusivement , a fini
par rétablir l'état normal par excellence.

OBSERVATION XVI.

Une petite fille; symptômes d'irritation gastrique ; céphalalgie;
mouvemens convulsifs des yeux; somnolence; cris plaintifs. —
*Tous ces phénomènes disparaisssent sous l'influence d'un traite-
ment approprié à la gastro-entérite.*
(Cette observation est extraite de l'article *Hydrocéphale* du
Dictionnaire abrégé des Sciences médicales.)

Consultés , dit l'auteur de cet article, pour
une petite fille dont nous trouvâmes la langue
rouge sur les bords, et sur-tout à la pointe, et,
de plus , piquetée de petits points rouges , la
peau sèche , des vomissemens et de la tristesse ,
nous prescrivîmes quatre sangsues à l'épigastre ;
et, à la vue de la tête très-volumineuse de l'enfant , nous recommandâmes aux parens de re-
courir au même moyen chaque fois que la même
irritation gastrique reparaîtrait dans la suite ,
afin de prévenir les convulsions auxquelles nous
avions lieu de la croire disposée. L'enfant se
trouva mieux pendant quelques jours , au bout
desquels la gastrite reparut avec une vive douleur de tête, une agitation continuelle de cette
partie, des mouvemens convulsifs des yeux, des
rougeurs subites alternant avec la pâleur , de la
somnolence et des cris plaintifs ; nous fîmes
réappliquer des sangsues à l'épigastre, donner
des bains de pieds chauds , placer des linges

imbibés d'eau froide sur le front ; tout cet appareil effrayant de symptômes disparaît. Avons-nous prévenu le développement de l'hydrocéphale ? Quelques faits analogues nous le font penser, et nous sommes persuadés qu'une semblable conduite doit être celle de tout médecin ; mais il ne suffirait pas toujours de chercher à dissiper l'inflammation des voies digestives. Pour peu que les symptômes de l'arachnoïdite persévèrent, il faut, sans délai, la combattre plus efficacement que par les pédiluves, et pour cela, appliquer des sangsues aux tempes, au nombre de trois, quatre, cinq ou davantage, selon l'âge ou la force du sujet. L'emploi de ce moyen doit être dirigé avec beaucoup de soin ; afin de tirer tout le sang nécessaire, on fait prendre un bain de pieds chaud, à l'instant où un afflux nouveau semble être sur le point de s'établir, et même on applique des réfrigérans sur la tête.

Réflexions. L'observation qu'on vient de lire corrobore d'autant plus notre manière de voir, qu'ici rien ne voile l'existence de la gastro-entérite : elle se montre dans son plus grand état de simplicité ; aussi fut-elle heureusement combattue par l'application de quatre sangsues à l'épigastre. S'étant manifestée de nouveau, on eut recours à l'application de quelques sangsues sur l'abdomen , et le résultat fut le même. Bien plus ; c'est que tous les phénomènes cérébraux qui , cette fois , avaient accompagné la phlegmasie digestive , disparurent aussi tout-à-coup. Par cette méthode , qui devrait être celle de tout médecin , l'auteur de cette observation est parvenu à dissiper plusieurs fois et l'inflammation gastro-intestinale , et les prétendus symptômes , soit de la méningite , soit de l'hydrocéphale aiguë.

OBSERVATION XVII.

Deux ans ; bonne constitution ; fièvre continue ; assoupissement profond ; dévoiement ; céphalalgie intense ; augmentation de tous les symptômes hydrocéphaliques. — *L'usage des anthelmin-thiques fait rendre plusieurs ascarides vermiculaires : guérison complète le* 31e *jour.*

(Observation recueillie par M. le docteur Bricheteau.)

Une fille âgée de deux ans, d'une très-bonne constitution, née de parens sains, teint et cheveux blonds, fut prise, le 7 septembre 1813, d'une fièvre très-forte qui devint continue. Le second jour, il s'y joignit beaucoup d'assoupissement; le cinquième, du dévoiement; le dixième, elle rendit plusieurs vers ascarides vermiculaires, devint ensuite triste et de mauvaise humeur, commença à pousser des cris aigus, se plaignant beaucoup de la tête, à laquelle elle portait fré-

quemment la main ; elle était presque toujours
assoupie ; le dévoiement continuait ; les selles
étaient fétides ; la fièvre forte avec redoublement
dans la soirée : elle fut à peu près dans le même
état jusqu'au 21 septembre. Ce fut à cette époque
que sa mère l'apporta à la consultation gratuite
de l'hôpital. M. Jadelot présuma que cette maladie était une hydrocéphale aiguë, prescrivit
les moyens suivans, et m'engagea à suivre la
malade.

(Décoction de fougère mâle édulcorée, riz
édulcoré, lavement camphré.)

Le 22, la face était très-altérée ; la petite
malade poussait des cris plaintifs et continuels,
était de très-mauvaise humeur, repoussait ceux
qui voulaient la toucher ; l'assoupissement était
profond ; elle n'en sortait que pour se plaindre
de la tête ; la pupille était dilatée ; les sens et
les facultés intellectuelles étaient très-émoussés ;
le dévoiement continuait. (Même prescription.)

Le 23, l'assoupissement augmente ; la pupille
très-dilatée présente des oscillations convulsives
à l'aspect d'une bougie allumée.

(Décoction de racine d'aunée, potion éthérée,
oxymel scillitique, vésicatoire à la nuque ; le
soir, sinapismes aux jambes.)

Le 24, la malade a eu quelques mouvemens
convulsifs ; du reste, l'état est le même.

Le 25, rémission remarquable des symptômes; l'assoupissement est beaucoup moindre ; les cris plaintifs sont moins fréquens; deux selles sans dévoiement qui contenaient plusieurs ascarides vermiculaires, ce qui m'engagea à retourner aux anthelminthiques.

(Décoction de racine de fougère mâle éthérée, potion éthérée, lavement de tanaisie ; sinapismes aux genoux.)

Le 26, l'assoupissement a disparu ; la malade dort, a de l'appétit ; les facultés intellectuelles sont libres.

Les 27, 28, 29, la malade avançait vers son rétablissement avec lenteur ; elle criait beaucoup, était toujours de mauvaise humeur. J'avais conseillé de continuer le régime ci-dessus, mais on le mit de côté ; on fit trop manger la petite malade ; le dévoiement reparut ; il y eut de la fièvre ; mais cette légère indisposition se dissipa peu à peu avec plus de ménagement, et le 8 octobre, la guérison était complète.

Réflexions. Cette observation nous montre que les phénomènes cérébraux peuvent, ainsi que nous l'avons dit ailleurs, en imposer quelquefois au praticien le plus habile et le plus réfléchi ; on les voit, en effet, se présenter ici avec une intensité telle, que M. Jadelot lui-même fut porté à les regarder comme dépendans d'une hydrocéphale aiguë ; mais cette prétendue affection cérébrale n'était en réalité qu'une affection vermineuse , comme le prouve le succès du traitement mis plus tard en usage ; ce qui tend toujours à établir que les affections vermineuses et inflammatoires des organes digestifs déterminent ordinairement des symptômes encéphaliques , qui finissent par devenir , sinon prédominans , du moins plus lents à disparaître, lorsque ces affections n'ont pas été attaquées dès le principe avec assez d'énergie. Or, voilà précisément ce qui a eu lieu dans ce cas. Il aurait donc fallu , pour hâter la guérison qui se faisait avec lenteur , appliquer quelques sangsues sur l'abdomen, afin de combattre l'irritation déterminée par les vers. Son existence n'était point douleuse : l'anxiété, les cris, la mauvaise humeur de la malade, la fièvre et le dévoiement qu'occasiona une légère faute dans le régime, n'en sont-ils pas une preuve incontestable ?

OBSERVATION XVIII.

Neuf ans; symptômes d'hydrocéphale aiguë ; suppression des
urines ; gonflement du bas-ventre ; œdème des extrémités.
inférieures. -- *Usage des anthelminthiques; expulsion de plu-*
sieurs vers: guérison.

{ Brera, *Traité des maladies vermineuses, etc. ; traduit de*
l'italien, p. 221-222.}

Il y a peu de jours que je fus appelé pour
visiter une fille d'environ 9 ans, qui, après
avoir surmonté une fièvre scarlatine, annonçait
tous les symptômes d'un épanchement d'eau
dans les ventricules du cerveau, tel qu'il est
indiqué par Ludwig, dans sa belle Dissertation
de hydrope cerebri puerorum. La maladie qui
avait précédé, la certitude que cette fille, même
dès sa plus tendre enfance, n'avait jamais été
affectée par les vers, le défaut des urines, et le
gonflement du bas-ventre, ainsi que l'œdème
des extrémités inférieures, concouraient à faire
croire que cette maladie pouvait être une hydrocéphale interne. Cette malheureuse, réduite
presque au tombeau, ne donnait aucun espoir
de rétablissement. Cependant, ne voulant pas
l'abandonner sans aucun secours, je m'en tins
à la prescription des remèdes propres à procurer l'évacuation des urines, à corroborer le
système beaucoup affaibli et à avoir, en même

temps , la propriété anthelminthique , puisque l'apparition subite de la maladie me faisait soupçonner qu'elle était occasionée par les vers. Le mercure doux administré en poudre , et une infusion bien saturée de valériane officinale , rendue plus forte par l'addition d'une bonne dose de camphre , furent les remèdes que je choisis et que je prescrivis à cet effet. Je n'en obtins aucun succès dans le premier ni dans le second jour du traitement ; la malade, au contraire, se trouva plus mal ; mais, le troisième jour , elle vomit un lombricoïde vivant et une quantité de matières muqueuses et bilieuses. Elle rendit les jours suivans quatre lombrics ; et, dans peu de temps , elle fut tout-à-fait guérie de sa maladie.

Réflexions. Voilà une affection vermineuse qui présente encore tous les symptômes d'une hydrocéphale aiguë. Brera était d'autant plus disposé à admettre l'existence de cette dernière , que la malade n'avait jamais eu de vers , que le ventre était gonflé , les urines supprimées , etc. Mais ces signes étaient-ils suffisans pour lui faire considérer l'hydrocéphale aiguë comme idiopathique ? N'avons-nous pas vu le défaut des urines et sur-tout le gonflement du bas-ventre annoncer la présence des vers ? Toutefois, l'ins-

tantanéité de la maladie le détermina à pres-
crire le mercure doux, le camphre, etc. Les
deux premiers jours, les effets de ce traitement
furent nuls; et même, sous son influence, les
symptômes s'exaspérèrent. Ainsi, cette observation, qui a la plus grande analogie avec la précédente, vient corroborer d'autant plus notre
manière de voir, que si le professeur de Pavie
n'eût point insisté sur les anthelminthiques,
l'hydropisie cérébrale se serait probablement
manifestée, et une mort certaine aurait été
bientôt le résultat de cette funeste complication.

Le mercure, dans ce cas, a été, il faut
en convenir, d'une efficacité peu commune.
Mais cet agent thérapeutique, tant préconisé par
quelques auteurs contre l'hydrocéphale aiguë,
a-t-il dissipé l'épanchement ventriculaire en pro-
duisant la salivation? Je ne le pense pas; je le
regarde même non-seulement comme inutile (1),
mais aussi comme dangereux dans le traitement de cette affection, et plus encore dans

(1) M. Itard (art. Hydr. du Dict. des Sciences médicales) a
vu la salivation avoir lieu trois fois sans succès, et dans le
nombre de guérisons qu'il a obtenues, il n'en cite aucune due
à ce moyen. John Waren dit positivement que le mercure ne
lui a jamais réussi. Watson avait déjà mis en doute ses succès,
puisque, malgré les éloges qu'il lui a donnés, il n'a guéri qu'un
malade sur six. Ne serait-ce pas dans un cas analogue à celui
de Brera?

celui de la méningite , quoi qu'en disent les médecins allemands, à cause de cette turgescence
cérébrale qu'accompagne toujours toute salivation mercurielle.

Il est donc plus juste de penser que le mercure
n'a fait cesser , dans beaucoup de cas , les symptômes cérébraux qui semblaient caractériser
l'hydrocéphale aiguë , que par l'évacuation d'un
foyer vermineux , dont on n'aurait pas tenu
compte , ou bien qu'on aurait regardé comme
une simple complication , ou comme une pure
coïncidence. Les nombreux succès que Percival
doit à l'unique emploi de ce moyen (il a guéri
11 malades sur 26) , ne peuvent-ils pas être
expliqués de cette manière ? Ce qui nous confirme dans cette opinion , c'est que Fothergill
qui avait déjà recommandé cette substance médi-
camenteuse dès le début de la maladie, voulait
qu'on lui joignît quelque autre purgatif, mais
toujours propre à expulser les vers qui pouvaient
être cause ou complication. Ceci nous conduit à
dire un mot des purgatifs qui n'ont pas moins
été conseillés que le mercure , lequel même a
été souvent employé par plusieurs praticiens,
seulement à titre de purgatif.

Plus occupé sans doute d'établir une révul-
sion que d'attaquer l'hydrocéphale aiguë dans
ses racines, M. Itard , à l'exemple de Whytt,

de Fothergill , de Watson ; de Thomson , de
Formey , etc., dit qu'on ne saurait trop insister
sur l'usage des purgatifs dès l'invasion même
de cette maladie (1). Mais si l'opinion que
nous avons émise relativement à la cause la plus
fréquente de l'hydrocéphale aiguë avec ou sans
altération organique , est vraie , comme les faits
le prouvent de plus en plus , il est aisé de concevoir combien doit être dangereux le précepte
de l'auteur que nous venons de citer. Cheyne
aurait-il perdu tant de malades, s'il avait moins
abusé des purgatifs ?

OBSERVATION XIX.

Trois jours ; coliques ; cris aigus ; convulsions ; contraction des
membres ; *opisthotonos* ; accès convulsifs très-rapprochés, très-
violens. -- *Une potion huileuse et un lavement de camomille et de
lait font rendre par les selles un amas glaireux, accompagné de
méconium , qui calme instantanément tous les symptômes ; retour
à la santé.*

(Chalupt, *Essai sur les convulsions les plus fréq. des enfans en état
de fièv.*, obs. pend. plus. années à la Guadeloupe, *Paris* 1824.)

L'épouse de M. C*** étant accouchée d'un
garçon fort et bien portant, le 4 mars 1820, je

---

(1) Odier, qui d'abord accorda une confiance sans bornes aux
purgatifs, s'éleva ensuite avec force contre leur emploi. S'ils
ne préviennent pas l'hydrocéphale aiguë, dit-il , loin de la
retarder, ils l'accélèrent.

fus appelé, le 7 au matin, pour remédier à des coliques intenses dont ce dernier était atteint depuis plusieurs heures. Je le trouvai effectivement en proie à de vives douleurs, qu'annonçaient assez les cris déchirans qu'il faisait entendre, et les violentes torsions auxquelles il se livrait. J'employai immédiatement les moyens usités en pareil cas, et le calme parut se rétablir ; mais l'orage ne tarda pas à reparaître avec plus de force. Je mis en usage tout ce que prescrivait la circonstance ; ce fut en vain : les coliques ou plutôt les convulsions se multiplièrent, et ne laissèrent plus entre elles qu'un très-court intervalle. Il était alors dix heures du matin. Voici les phénomènes qu'on observait pendant leur durée : l'enfant poussait d'abord quelques cris aigus et contractait fortement ses membres ; le ventre devenait tendu ; la tête se renversait sur le dos, *opisthotonos;* les ailes du nez, la partie des joues qui les avoisine, et les lèvres perdaient insensiblement leur couleur naturelle, pour prendre bientôt une teinte violacée et devenir ensuite tout-à-fait noires. Cet état s'étendait successivement au reste de la face, au tronc et aux extrémités, en sorte que le corps offrait véritablement le même aspect que celui d'un négrillon : ce phénomène était dû à la suspension apparente de la respiration et de la cir-

culation, au point que, pour la plupart du temps,
il devenait absolument impossible de rencontrer
aucun battement du cœur et des artères. Pour y
remédier, je présentais à l'entrée des narines le
bouchon d'un flacon d'ammoniaque dans la vue
d'exciter la membrane pituitaire, et forcer ainsi
le cerveau à réagir sur les puissances musculaires chargées de la dilatation de la poitrine.
Ce moyen eut d'abord quelques succès, mais
bientôt les convulsions acquérant une durée et
une intensité plus grandes, il ne produisit plus
aucun effet; en sorte que, vers midi, cet état
de mort apparente se prolongea tellement, que
j'avoue que je crus l'enfant privé de la vie. La
personne qui le tenait sur ses genoux se dis-
posait même à l'emporter hors de la chambre
de sa mère, lorsqu'il fit subitement une courte
inspiration: il revint dès-lors peu à peu à la vie,
mais pour retomber bientôt dans la même situation. Cet état se répéta plus de quinze fois
dans la journée, et dans chacune d'elles on eût
pu déclarer que la mort avait lieu. La durée de
ces accès était vulgairement de dix ou douze
minutes; mais aucun d'eux n'en présenta d'aussi
longue que celui qui arriva vers cinq heures
du soir. La respiration et la circulation parurent
anéanties, malgré l'observation la plus attentive,
pendant près d'une demi-heure. Aux divers symp-

tômes énoncés ci-dessus se joignit le froid de toute la surface du corps ; le tronc devint et resta violacé ; la mâchoire inférieure offrait une rigidité plus forte que jamais; les pupilles étaient dans une immobilité complète ; les ailes du nez retirées et la face comme grippée ; l'aspect général du corps avait enfin la physionomie d'un cadavre. Aucun des moyens usités en pareil cas ne fut oublié, mais en vain. Je regardais cette fois la mort comme certaine, et me pré- parais à me retirer, lorsque le petit malade fit une profonde et courte inspiration ; elle fut suivie, quelques momens après, d'une seconde, puis d'une troisième, et successivement jusqu'au retour à l'état naturel.

La thérapeutique que je mis jusqu'alors en usage fut variée autant que possible , et consista dans l'emploi de tous les médicamens externes capables de faire cesser un état aussi alarmant, et de rendre au ventre la liberté qu'il avait perdue depuis la nuit, ce qui avait amené con- sécutivement le météorisme à un assez haut degré : j'employai ainsi les frictions opiacées et camphrées, les embrocations émollientes sur le ventre, les bains généraux, les lavemens, les sangsues derrière les oreilles, les sinapismes, etc. Il ne m'était permis d'administrer aucun remède à l'intérieur; il suffisait, en effet, de

présenter une cuiller à la bouche pour déterminer immédiatement une convulsion. Vers six
heures et demie du soir, je fis de nouveau plonger l'enfant dans un bain tiède, mais cette fois
avec l'intention de l'y laisser aussi long-temps
que possible. Il y demeura effectivement au-
delà de trois heures : on avait soin de maintenir l'eau à la même température. Durant le
séjour dans le bain, il se manifesta plusieurs
convulsions ; cependant j'observai qu'on pouvait
toujours rencontrer quelques contractions du
cœur, en y apportant une attention soutenue ;
mais alors elles étaient très-faibles et rares, au
point qu'on n'en comptait souvent pas dix dans
une minute, et on ne pouvait, quoi qu'on fît,
apercevoir le mouvement d'élévation de la poitrine. Au bout de deux heures, le ventre était
moins tendu, et l'eau devint un peu sale, présentant à sa surface quelques particules glaireuses. On notait aussi de temps en temps l'apparition de quelques gaz. Une heure après,
l'abdomen s'affaissa d'une manière très-sensible,
et l'eau devint absolument trouble. Je me féli-
citais donc de cette amélioration, quand tout-
à-coup il survint une convulsion qui, par sa
force et sa durée, surpassa toutes les autres. Je
me décidai en conséquence à faire retirer l'enfant du bain, et le fis envelopper dans des linges

chauds. On frictionna le ventre avec un liniment
camphré et opiacé, et on administra un lavement anodin. On coucha le petit malade, il était
alors dix heures du soir. Nous attendîmes l'évène-
ment au milieu des plus vives inquiétudes. Nous
fûmes cette fois agréablement trompés ; l'enfant s'endormit paisiblement pour ne s'éveiller
qu'à quatre heures du matin. Dans cet intervalle,
il poussa quelques plaintes, mais sans s'agiter ;
il rendit quelques gaz et urina plusieurs fois.
A son réveil, il jeta des cris qui annonçaient
plutôt le besoin que la douleur. Je lui fis donner
quelques cuillerées à café d'une potion huileuse
aromatisée, qu'il avala parfaitement. On lui
administra en outre un lavement de camomille
et de lait. Le petit malade s'endormit de nouveau jusqu'à sept heures. En visitant alors ses
linges, nous trouvâmes un paquet de matières
glaireuses condensées, roulées en peloton et
parsemées de concrétions laiteuses ; il avait le
volume d'une petite orange. La nature de cette
selle, qui fut accompagnée de beaucoup de méconium, fut dès-lors plus que suffisante pour
expliquer la violence des douleurs et des convulsions.

Réflexions. A quoi doit être attribué cet amas
glaireux dans les intestins ? L'enfant était forte-

ment constitué; la mère, d'une faible complexion,
n'avait pas beaucoup de lait. Le nouveau-né,
trouvant ainsi peu de nourriture, témoignait ses
besoins par des cris répétés et par la succion
qu'il exerçait sur tous les objets qu'il rencontrait;
mais, au lieu de s'en tenir aux substances sucrées
et légèrement laxatives qui doivent composer
l'aliment de l'enfant pendant les deux ou trois
premiers jours, sur-tout lorsque la mère n'a pas
encore assez de lait, on mit immédiatement le
sein d'une nourrice étrangère à sa discrétion, et
pour surcroît de mal on lui donna de la bouillie.
On conçoit facilement tous les accidens que ces
deux circonstances pouvaient produire, le méconium n'ayant pas encore été évacué.

Rien de plus évident ici, je pense, que le
caractère sympathique des convulsions sous l'influence de l'irritation de la membrane muqueuse
des intestins.

OBSERVATION XX.

Dix-huit mois; fièvre continue; convulsions; coma profond;
dilatation des pupilles; trismus; ventre tendu; constipation;
contraction des membres thoraciques. -- Plusieurs selles bi-
lieuses fétides, déterminées par une potion huileuse, font dis-
paraître tous les accidens; guérison.

(Chalupt; *ouvrage cité.*)

Le 26 décembre 1823, je fus appelé à 9
heures du soir pour donner des soins à un jeune

enfant de couleur , âgé de 18 mois. Cet enfant , dont la sortie des dents canines et incisives était effectuée depuis quelque temps , avait , depuis deux jours , une fièvre continue avec sécheresse à la peau et tendance à l'assoupissement.

Le soir du deuxième jour , tout-à-coup convulsions violentes , qui durent cinq minutes , et se renouvellent une heure après. A mon arrivée , coma profond ; pupilles dilatées et à peine sensibles à l'impression de la lumière ; pouls d'une vitesse extrême , petit ; visage décoloré ; léger trismus ; ventre tendu ; constipation.

(Bain , une sangsue derrière une oreille , frictions camphrées sur le bas-ventre ; potion avec l'huile de *palma christi* , aromatisée avec un peu d'eau de menthe , à prendre par cuillerées chaque demi-heure.)

Convulsions nouvelles , mais de peu de durée , après la sortie du bain , et immédiatement ensuite déjections stercorales , copieuses et fétides. Dès-lors , diminution de l'affection comateuse , soif plus vive ; le sang fourni par la piqûre de la sangsue est noirâtre et se coagule promptement.

3ᵉ Jour. Le petit malade a eu , vers le matin , quelques contractions des membres thoraciques. Il n'y a pas eu d'évacuations depuis minuit. Il y a encore de la tendance à l'assoupissement,

Les pupilles offrent de la dilatation, mais sont néanmoins plus mobiles que la veille ; le ventre est un peu rénitent. Quelques cuillerées d'une potion huileuse, comme la précédente, déterminent plusieurs selles bilieuses fétides, qui sont bientôt suivies de la cessation absolue de tous les accidens.

Réflexions. La cause des convulsions n'est pas moins manifeste ici que dans l'observation précédente. En vain on voudrait les rapporter à une modification du cerveau ; en vain on voudrait soutenir que l'émission sanguine, opérée par la sangsue appliquée sur l'apophyse mastoïde, a déterminé la guérison. Mais les nouvelles convulsions, qui se manifestèrent, ne sont-elles pas une preuve du contraire ? C'est donc à la constipation seule qu'il faut les attribuer. Cela est si vrai qu'elles furent de peu de durée, et que le coma, dans lequel était plongé le malade, diminua immédiatement après l'évacuation de quelques matières alvines. Les mêmes accidens s'étant renouvelés, on prescrivit une nouvelle potion purgative qui amena plusieurs selles bilieuses fétides ; dès ce moment, tout rentra dans l'ordre physiologique.

OBSERVATION XXI.

Cinq ans; valétudinaire ; malaise général; vertiges; douleur
épigastrique; contraction des muscles de la face; renversement
de la tête en arrière ; trismus; convulsions générales; stupeur; rire sardonique; teinte jaunâtre. — *Eau stibiée; vomissemens bilieux suivis d'évacuations alvines copieuses; guérison instantanée.*

(Chalupt, *ouvrage cité.*)

Un jeune mulâtre, âgé de 5 ans, d'une habitude valétudinaire , se plaignait depuis quelques
jours d'un malaise général. La veille il avait
refusé de manger. Deux heures avant mon arrivée, il disait éprouver des vertiges quand il
était debout, et accusait en outre une douleur
fixe, mais peu intense, à la région épigastrique.
Tout-à-coup, contraction involontaire des muscles de la face, tournoiement des yeux , renversement léger de la tête en arrière , perte de
connaissance , trismus. Bientôt après, convulsions générales. Rendu auprès du malade, je le
trouvai dans un état de stupeur, parfois interrompu par une sorte de rire sardonique. Le
pouls était un peu plus fréquent que dans l'état
naturel ; les pupilles étaient dilatées et immobiles ; les sclérotiques avaient une teinte jaune
prononcée ; l'habitude du corps était également
plus jaune que d'ordinaire ; la portion de la
langue, qu'on pouvait apercevoir par l'absence

de quelques dents de devant , paraissait manifestement saburrale. Je me décidai de suite à
administrer de l'eau stibiée. Au bout d'une demi-
heure , une première dose ne semblant produire aucun effet , j'en fis donner une seconde.
Peu de momens après , le malade vomit une
quantité considérable d'une bile d'abord pora-
cée , et ensuite d'un jaune d'ocre , rendue avec
une telle abondance , qu'une partie s'engagea
par les fosses nasales. Ce vomissement fut favo-
risé par l'usage de beaucoup d'eau tiède , et
bientôt suivi d'évacuations alvines copieuses.
Les accidens disparurent incontinent , pour ne
plus revenir. La convalescence suivit de près ,
et fut assurée par l'emploi des amers.

Réflexions. Les exemples de ce genre ne sont
pas rares : on en trouve de très-curieux dans les
annales de la Science. Celui que nous avons
sous les yeux est très-remarquable par la gravité des symptômes cérébraux : on aurait dit
une lésion encéphalique très-intense. Il suffit
cependant de deux doses d'eau stibiée pour faire
disparaître sans retour tous les accidens. Stoll ,
qui , comme nous l'avons dit ailleurs (1) , a

(1) Voyez le Mémoire que nous avons publié en 1822 sur les
sympathies en général , et en particulier sur celles de l'estomac
avec différentes parties du corps humain.

réuni , dans sa Médecine-pratique , une foule
de faits précieux sur se sujet , n'a tant multi-
plié sans doute l'emploi des émétiques , que
parce qu'il connaissait très-bien la grande influence de l'estomac sur toutes les parties du
corps , et principalement son action spéciale
sur la tête. Que l'émétique ait été nuisible
dans beaucoup de cas , c'est un fait reconnu
et avoué par tout le monde ; mais vouloir nier
son utilité, c'est ce que contesteront toujours
ceux qui , au risque d'être accusés d'aveuglement , continuent de l'employer (et le succès en justifie l'emploi) dans ces cas, connus
en *vieille médecine,* sous le nom d'embarras gastrique , et dans toutes les maladies , en un mot,
où prédomine l'*élément bilieux.*

OBSERVATION XXII.

Neuf ans; santé délicate; mouvemens convulsifs des muscles de
la face; abdomen douloureux, légèrement tendu; constipation ;
céphalalgie; coma profond; soubresauts dans les tendons; délire; respiration laborieuse. -- *L'emploi des anthelminthiques
fait rendre une grande quantité de vers : guérison.*

(Observation communiquée par M. E. Delmas.)

Un enfant de 9 ans, d'une santé délicate,
très-sujet aux vers, me présenta , le 2 septembre
dernier, second jour de la maladie , les phénomènes suivans :

Face colorée ; yeux très-sensibles à la lumière ;
ailes du nez inégalement tirées ; mouvemens
convulsifs des muscles de la face ; langue légèrement rouge et un peu sèche (elle ne peut
dépasser le bord des lèvres) ; abdomen douloureux à la pression, légèrement tendu ; constipation ; urines rares ; céphalalgie ; réponses
vagues ; coma profond ; pouls serré, petit ; soubresauts dans les tendons.

(Lavemens émolliens , fomentations avec
l'huile camphrée sur l'abdomen, eau de gomme
pour boisson.)

Le soir, augmentation de tous les symptômes ;
délire furieux pendant cinq ou six heures ; il est
remplacé ensuite par un grand affaissement ;
respiration laborieuse.

(Deux vésicatoires , un à chaque bras ; sinapismes à la plante des pieds.)

3 Septembre. Amélioration sensible pendant
quelques heures ; il survint ensuite du délire, des
mouvemens convulsifs dans les muscles de la
face ; soubresauts dans les tendons ; pouls fréquent, petit, irrégulier.

(Potion purgative et vermifuge à prendre
par cuillerées, fomentations émollientes sur
l'abdomen.)

Le soir, même état ; pas de selles dans la
journée.

(Lavement légèrement purgatif.)

4 Septembre. Dans la nuit, évacuations alvines abondantes ; urines rares très-rouges ; diminution de tous les symptômes.

(Crêmes de riz, eau d'orge pour boisson.)

Sept heures du soir. Dans la journée, trois selles qui contiennent plusieurs vers ascarides.

5 et 6. Cette amélioration persiste, mais le malade a un peu de fièvre ; il demande des alimens.

7. Une once d'huile de ricin, combinée avec une once de sirop de violette et une once d'huile d'amandes douces, entraîne encore une grande quantité de vers.

A dater de ce moment, le malade entre en convalescence ; guérison parfaite quelques jours après.

OBSERVATION XXIII.

Quatre ans ; convulsions ; somnolence ; ventre tendu, douloureux ; selles glaireuses. -- *Expulsion de plusieurs vers lombrics et asca-* *rides ; disparition de tous les symptômes ; convalescence le qua-* *trième jour de la maladie.*

(Chalupt, *ouvrage cité.*)

Au mois de juin 1820, je fus mandé auprès d'un enfant blanc, âgé de quatre ans, peu de momens après qu'il eût été soumis à une convulsion qui avait duré plus de six minutes. Cet enfant, malade depuis trois jours, était dans un

État fébrile accompagné de chaleur et de séché-
resse à la peau, et d'une somnolence marquée.
Les parens avaient administré, dès le principe,
du sirop dit de Brinvilliers. Quelques jours
avant d'être alité, le petit malade allait fréquemment à la selle ; les matières fécales étaient
blanchâtres, et parfois semblables à de la bouillie. A mon arrivée, pouls très-fréquent, serré
et petit ; ventre légèrement tendu ; les yeux
offraient peu de vivacité ; les pupilles, plus
dilatées que dans l'état naturel, étaient peu
mobiles ; la langue était blanchâtre, l'haleine de
mauvaise odeur. L'enfant restait peu de momens
à la même place, et se plaignait souvent du
ventre où il portait la main. Les urines étaient
limpides.

(Potion avec assa-fœtida ʒ β, camphre gr. vj,
eau de camomille ℥ iv ; limonade, frictions
huileuses camphrées sur le ventre, lavemens
avec camomille et éther.)

Une heure après, convulsions qui durent
dix minutes. Le reste de la journée et la nuit,
agitation moindre ; disposition au sommeil ;
abdomen moins tendu.

Le lendemain matin, potion huileuse avec
addition d'acide citrique et quelques gouttes
d'éther. A midi, plusieurs selles glaireuses,
d'une odeur fade, dans lesquelles on trouve

plusieurs vers lombrics et quelques ascarides vermiculaires. Dans le reste du jour , état tranquille , moins de somnolence. Le soir , lavement comme le précédent.

3ᵉ Jour. Il y a eu la nuit dernière quelques mouvemens convulsifs ; le malade s'est plaint de nouvelles douleurs au ventre ; sommeil interrompu ; soif vive ; l'abdomen est moins souple.

(Même prescription que la veille.)

Dans l'après-midi , nouvelle sortie de quatre vers lombrics d'une longueur considérable , et d'une couleur rougeâtre. Dès-lors disparition de tous les symptômes ; retour à la gaîté et aux jeux ordinaires. La nuit suivante a été bonne.

4ᵉ Jour. Convalescence ; usage des amers.

OBSERVATION XXIV.

Douze ans ; crachotement continuel ; contraction des muscles du visage et des yeux ; agitation continuelle des bras et de la tête ; convulsions atroces ; perte momentanée de la vue, de l'ouïe et de la parole ; douleur épigastrique ; respiration courte, très-pénible ; surdité, mutisme passagers ; *opisthotonos ; emprosthotonos ;* roideur dans les membres ; délire ; contraction des muscles masticateurs et de l'épine ; tumeur volumineuse , dure et mobile dans la région iliaque gauche ; mouvemens spasmodiques des muscles du bas-ventre.— *L'usage des anthelminthiques long-temps continué triompha enfin de tous ces accidens.*

(Observation de M. Houzelot, chirurgien en chef des Hospices civil et militaire de Meaux, etc.; *voy. Journal général de médecine, etc.,* 8ᵉ *année; t. XIX , p.* 353 *et seq.*)

Pierre M.***, né de parens sains , âgé de 12

ans, en avait passé dix, dans une parfaite santé, qui ne fut altérée ni par l'éruption de la variole ni de la rougeole, lorsqu'en juin de l'an 1798, les symptômes suivans se firent remarquer : crachotement continuel ; blancheur de la langue ; visage alternativement pâle et animé ; bouche souvent pleine d'eau ; mouvement des ailes du nez ; contraction des muscles du visage et des yeux ; serrement de poitrine ; agitation continuelle des bras et de la tête ; convulsions légères.

Le 1er novembre 1799, perte subite des sens ; membres flexibles ; bouche légèrement écumeuse ; le soir, en soupant, cécité momentanée, quoiqu'en parfaite connaissance. Un médecin consulté ne vit qu'une simple maladie nerveuse, qu'il caractérisa même d'épilepsie, suite d'une frayeur légère que le malade avait eue six mois auparavant. Il prescrivit les anti-spasmodiques qui ne produisirent aucun effet. Un violent purgatif anthelminthique fit cesser tous les accidens, qui se renouvelèrent au mois de juin suivant. Alors, perte momentanée de la vue, de l'ouïe, de la parole ; sentiment d'oppression à la poitrine ; convulsions ; enfin, les symptômes nerveux les plus forts. Quelques purgatifs administrés provoquèrent l'évacuation d'une énorme quantité de matières stercorales noires et extrêmement fétides. Les

accidens se calmèrent un peu jusqu'au 20 février 1801.

Ce fut à cette époque que l'on appela M.
Houzelot, qui fit les remarques suivantes sur
l'état du malade : couleur du visage changeante ;
demi-cercle noir sous les yeux ; démangeaison
du nez ; douleur vers l'épigastre ; maigreur générale ; mouvement d'ondulation dans l'estomac ;
mobilité des ailes du nez, des muscles du visage ,
des yeux ; langue blanche ; selles laborieuses. Le
soir du même jour, il y eut perte de la parole ;
respiration courte et très-pénible : le malade
indiquait par signes qu'un poids énorme l'em-
pêchait de parler et de respirer. Ces accidens
disparurent un instant, pour être bientôt suivis
de violentes convulsions dans les muscles du
bras. Après l'accès , le malade assura qu'avant
son invasion il avait senti quelque chose remuer
dans son estomac, et qu'une seconde après il
avait perdu la parole. De légers calmans procurèrent une assez bonne nuit.

Le 21 février au soir, M***, quoique parfaitement tranquille, perdit la vue, dont il re-
couvra bientôt l'usage pour devenir sourd. Cette
surdité disparut aussi, et une aphonie eut lieu
avec étouffement. Le malade fut un instant successivement aveugle, sourd et muet : des convulsions atroces succédèrent à tous ces symp-

tômes singuliers. Les muscles de l'épine se contractèrent tellement, que le tronc se renversa en arrière. Ces muscles se relâchèrent pour obéir à la force de contraction de leurs antagonistes, qui, à leur tour, courbèrent le tronc en avant. La langue sortait de la bouche ; les yeux étaient contournés et les bras roides ; les fesses touchaient les pieds ; enfin, le pouls petit, fréquent, la respiration très-courte faisaient craindre que le malade ne succombât à la violence des accidens.

Comme ce jeune homme rejetait tout ce qu'il prenait, M. Houzelot lui fit respirer l'ammoniaque, et vit tous les symptômes cesser comme par enchantement. Une potion calmante et l'opium donné à très-forte dose procurèrent du repos pendant la nuit suivante. La rémission des symptômes, suite de l'administration des anthelminthiques, fit préjuger à M. Houzelot que les vers étaient la cause essentielle de tous ces accidens ; néanmoins cette opinion ne fut pas goûtée.

Dans la matinée du 22 février, les accidens reparurent avec une violence extrême, et la tête fut la partie affectée. Souvent l'affection cérébrale diminuait pour se porter sur les muscles de la langue qui sortait considérablement de la bouche. Il y avait déjà trois heures que

cet état durait, lorsqu'on fit respirer avec
succès l'ammoniaque, et le malade dit qu'avant
l'invasion de l'accès, il avait senti remuer quelque chose dans son estomac, et un picotement
à la vérité peu sensible.

Malgré ses pressantes instances auprès des
parens, M. Houzelot ne put jamais obtenir qu'on
fît succéder aussitôt les anthelminthiques aux
anti-spasmodiques, sur l'usage desquels le premier médecin consultant ne cessait d'insister.
Le 23 février, le malade fut en danger de perdre
la vie : les accidens augmentèrent à un tel point
que la cécité, la surdité, l'aphonie, la sortie
de la langue, les convulsions générales ne furent
point les symptômes les plus alarmans. La contraction des muscles de l'épine dura trois heures ;
la bouche était fermée, les muscles masticateurs
tellement contractés qu'on fut réduit à faire
avaler, à l'aide d'un biberon, quelques cuillerées
d'une potion calmante. Cette fois, l'ammoniaque
fut sans effet : le malade ne prenait rien depuis
quatre jours ; il était près de succomber.

Le 24, un consultant fut enfin accordé ; la
maladie vermineuse parut d'une existence si
évidente, que l'on prescrivit sur-le-champ une
forte décoction de *semen contrà,* de coraline
de Corse, d'absinthe, avec addition d'eau de
fleurs d'oranger, une infusion de fleurs de tilleul,

et des pilules faites avec le muriate de mercure doux et le *semen contrà*.

Le 25, point de rémission dans les symptômes, qui furent moins violens le 26. Alors deux selles avec deux vers lombrics ; convulsions générales et partielles. Le 27, quinze lombrics vivans et très-gros furent rendus. Diminution marquée des accidens, mieux très-prononcé ; dans l'espace de sept jours, on obtint 55 lombrics vivans et 28 morts.

Le 7 mars, on observa un autre ordre de symptômes : le ventre devint le siége de la maladie. Les muscles des parois de cette cavité entrèrent dans une convulsion générale si violente, qu'ils s'élevaient et s'abaissaient alternativement de *six pouces au moins*. Cet état dura trois heures. En palpant l'abdomen, on découvrit une tumeur assez volumineuse, dure et mobile dans la région iliaque gauche. On appliqua sur tout le bas-ventre un cataplasme composé d'ail, d'absinthe, de tanaisie. Les convulsions locales furent attribuées à la présence d'un peloton de vers qui irritait le tube intestinal, et qui occasionait sympathiquement les convulsions des muscles du bas-ventre. Ces accidens reparurent pendant trois heures dans la nuit du 7 au 8. Le malade évacua par les selles quinze lombrics et une quantité considérable de matières noirâtres. Un purgatif assez violent, prescrit le lendemain, procura des évacuations copieuses, noires, fétides et chargées d'une quantité énorme de vers pourris : on distingua, de plus, quarante lombrics (1). Depuis cette époque jusqu'au 10 avril, les anthelminthiques furent continués : le malade, purgé six fois, rendit encore quinze vers et des matières qui contenaient les débris de beaucoup d'autres.

Depuis le 10 avril, M*** paraissait radicalement guéri, lorsque, dans la 1re quinzaine d'août, il reparut quelques légers indices de la présence des vers. Les 14 et 15 août, convulsions; démangeaison du nez ; mouvemens spasmodiques bien marqués des muscles du bas-ventre. Les 22 et 23 août, perte de la vue, de l'ouïe, de la parole. Tisane et pilules anthelminthiques ; soupçon de la présence d'un ténia ; prescription du remède de Me Nouffler. Mieux prononcé dès la première prise ; accidens dissipés presqu'à l'instant. Ce remède, repris encore trois fois, n'a fait rendre que 30 lombrics. Le malade a été purgé six fois ; il a continué les anthelminthiques, et le traitement fut

---

(1) De ce nombre, il s'en trouvait un de dix pouces de long, gros comme le doigt annulaire d'un adulte, recouvert de poils très-courts visibles à la loupe, et de couleur noire.

terminé par l'usage du quinquina uni aux mar-
tiaux avec tant de succès, que, le 23 octobre
1803, le malade n'avait plus rien éprouvé depuis
le mois d'août 1801. Néanmoins les vermifuges,
combinés avec les purgatifs, furent encore administrés de temps en temps.

Réflexions. Il est rare de lire une observation plus importante par ses détails et par ses
résultats ; elle pourrait sans doute fournir matière à plusieurs réflexions, mais nous nous bor-
nerons à faire remarquer que l'on eût prévenu
beaucoup d'accidens, qui, par leur anomalie et
leur intensité, firent courir de très-grands dangers au malade, si les anthelminthiques eussent
été plutôt mis en usage. L'exemple suivant,
que nous lisons dans la gazette de santé (1),
est aussi très-curieux. Un enfant de 11 ans,
demeuré stupide dès son bas âge, à force d'être
tourmenté par les convulsions, retrouva la santé
et l'intelligence dès qu'il eut évacué une grande
quantité de vers, après s'être empoisonné avec
une demi-pinte de couleur, composée d'oxide
de plomb gris, d'huile de lin et de noir de
fumée.

---

(1) Année 1771, no III.

Les deux observations précédentes, qui ont
entre elles la plus grande ressemblance, montrent que la présence des vers dans le tube
intestinal était la seule cause des convulsions ;
car, du moment que ces vers furent expulsés,
elles cessèrent tout-à-coup.

Ces faits, auxquels il nous serait facile d'en
joindre d'autres, nous servent à résoudre la
question extrêmement importante sous le rapport clinique, de savoir si l'état vermineux peut
être considéré comme constituant une affection
essentielle, ou bien s'il doit toujours être regardé comme symptomatique. Sans doute, il
arrive très-souvent que les vers sont un simple
épiphénomène que l'on peut combattre, d'une
manière indirecte, en attaquant la cause dont
ils dépendent ; mais n'y aurait-il pas de la
mauvaise foi à porter ce jugement sur les cas
dont il vient d'être question ? La guérison immédiate, qui a toujours suivi l'expulsion de ces
animaux parasites, ne permet pas, en effet, de
révoquer en doute l'existence d'un état vermineux essentiel. Toutefois, si ces observations particulières, quelque concluantes qu'elles soient,
n'étaient pas suffisantes pour faire naître une
conviction entière, nous citerions les histoires
générales d'épidémies vermineuses que nous

ont laissées Vieussens (1) , Du Saulsay (2) ,
Foréest (3), Boërhaave (4), Morgagni (5), Van-
den-Bosch (6), Menuret (7), Lepecq - de - la-
Clôture (8) , etc. ; alors on ne résisterait plus
à cet ensemble de preuves.

CHAPITRE III.

Dans les observations que nous venons de
citer , on a vu tantôt l'ouverture des cadavres,
tantôt le traitement mis en œuvre, confirmer,
de la manière la plus évidente , le point de doctrine que nous cherchons à établir. Mais allons
plus loin, essayons dans ce chapitre de prendre
la nature sur le fait; voyons s'il n'est pas possible
de découvrir des altérations organiques pro-
gressives dans l'encéphale ou ses dépendances ,

---

(1) Obs. sur la mal. verm. de Bergerac, 1731. -- Voy. aussi
l'épid. verm. qu'on obs. à Béziers en 1730, dans l'Acad. des
Scien. 1730. Hist., p. 48.

(2) Epid. dys. verm. qui rég. à Fougères en 1756. Journ. de
méd. Juin , 1757.

(3) *Lib. XXI, obs.* 26, 27, 30, 31 , 32 et 33. Epid. de 1557.

(4) Haller , *Com. in inst. Boër.*, vol. *V, p,* 121.

(5) *Epist. XLVII.*

(6) *Hist. const. epid. vermin. quæ annis* 1761-1762 , *et initio
anni* 1763, *etc. , grassata fuit.*

(7) Epid. verm. qui ravageait le Vivarais en 1767. Obs. de
méd., par Richard , vol. II, p. 238.

(8) Epid. verm. du Gros-Theil , 1770, p. 91 à 190.

et évidemment consécutives à une affection abdominale. Cette marche, basée sur la déduction
la plus sévère des faits, prévient et repousse
toutes les objections, toutes les subtilités.

OBSERVATION XXV.

Quatre ans; céphalalgie; vomissemens; anxiété; perte des sens;
douleur abdominale; assoupissement; strabisme en-dehors de
l'œil droit; nausées continuelles; tête renversée en arrière;
agitation dans les membres; cris; expulsion de plusieurs vers;
affaissement extrême; mort le 14ᵉ jour. — *Gastro-entérite très-
intense; inflammation des ganglions mésentériques; œsophagite;
pharyngite; amygdalite; hydrocéphale aiguë.*

(Thibeaud, *Diss. cit.*)

L***, âgée de quatre ans, tempérament lymphatique sanguin, cheveux blonds, se plaignait,
depuis quelque temps, de douleurs à la tête. Le
22 février 1820, elle eut plusieurs vomissemens.
La nuit suivante, agitation, réveil en pleurant;
jusqu'au 28, état d'anxiété et de malaise : alors,
perte des sens. Administration d'un émétique,
suivie de plusieurs selles involontaires. Le 29,
les évacuations avaient cessé.

1ᵉʳ Mars. Entrée de la malade à l'hôpital.
Face animée; pouls fréquent; chaleur; abdomen
douloureux au toucher; agitation; mouvemens
pour sortir de son lit. (Deux sangsues derrière
chaque oreille.) Assez de calme et de tranquillité jusqu'au lendemain.

2 Mars. Face abattue ; yeux ternes, presque insensibles ; le pouls donne 90 pulsations par minute ; respiration libre ; langue recouverte d'une croûte jaunâtre et sèche ; abdomen douloureux à la pression. (Hydrom., bain et affus. froides.) Cris pendant leur administration. Après le bain, cessation des cris, mais roideur des membres pendant 15 à 20 minutes. Cette roideur cessa peu à peu. Une heure après l'affusion, le pouls bat 120 fois ; engourdissement moindre des facultés intellectuelles ; réponses à quelques questions, ce qu'elle n'avait pas encore fait. Entre deux à trois heures, elle retomba dans un assoupissement assez profond. Pendant la nuit, agitation ; desir de se jeter hors du lit ; grincemens de dents ; pas de selles.

3 Mars. Cris, plaintes lorsqu'on la touche ; la faculté de voir paraît anéantie ; pupilles encore contractiles ; strabisme en-dehors de l'œil droit ; pouls fréquent et faible ; abdomen douloureux. Dans la journée, rougeur et pâleur alternatives de la face ; efforts continuels pour vomir. Pendant la nuit, selle copieuse dans laquelle se trouvent deux vers lombrics. (Même prescription, moins les affusions.)

4 Mars. L'état est à peu près le même. Tête renversée en arrière ; yeux insensibles ; pupille gauche plus dilatée que la droite ; envies de

vomir ; un peu de toux quand elle boit ; agitation dans les membres. (Infusion de mousse
de Corse, julep gommeux, éther six gouttes,
calom. gr. viij, sinapismes.) Le soir, deux selles
noires ; la nuit, agitation, cris aigus.

5 Mars. Affaissement extrême ; strabisme en
dehors. Pendant la nuit, deux vers ont été
rendus par l'anus. Les envies de vomir continuent. (Même prescription.)

6 Mars. Le matin, elle rejeta par la bouche un ver de huit pouces de longueur. Cornée
recouverte de mucosités ; rougeur et pâleur alternatives de la face ; pouls fréquent, faible ;
enduit noir, croûteux, sur la langue et les dents.
(Décoction de fougère mâle pour boisson, lavement composé avec même décoction, cataplasme de tanaisie sur le ventre.) Dans la
journée, quatre ou cinq vers furent encore expulsés par les selles ; augmentation de la faiblesse ; mort dans la soirée.

OUVERTURE DU CADAVRE vingt-quatre heures
après la mort.

Tête. Sérosité infiltrée dans le tissu sous-
arachnoïdien ; un peu de sérosité dans les ventricules.

Thorax. Viscères sains.

Appareil digestif. La membrane muqueuse

du voile du palais, du pharynx et des amygdales, est d'un rouge violet ; le tiers inférieur de l'œsophage, d'un rouge foncé, offre trois à quatre bandes longitudinales de couleur noire. On trouve, dans l'estomac, plusieurs petites taches d'un violet foncé, rapprochées les unes des autres près du pylore, et écartées dans le reste de l'organe ; quelques-unes sont déprimées et semblables à de petites ulcérations commençantes. On trouve aussi, dans le commencement de l'intestin grêle, plusieurs plaques rougeâtres; plus bas, des plaques très-larges, d'un rouge foncé, boursoufflées, comme granulées, et quelques ulcérations. Les glandes mésentériques, correspondantes à la partie altérée de l'intestin grêle, sont rouges, grosses comme des amandes; enfin, la membrane muqueuse du cœcum est rouge et très-épaissie.

Réflexions. Cette observation est remarquable par la propagation de la gastro-entérite. On la voit attaquer successivement les parties de l'appareil digestif sus-diaphragmatique, et produire enfin une hydrocéphale aiguë sans altération organique. Voilà donc un nouveau fait qui vient se joindre à ceux qu'ont recueillis MM. Bricheteau et Guersent.

OBSERVATION XXVI.

Quinze jours ; ophthalmie palpébrale ; favus au-dessous de l'ombilic ; vomissemens ; cris ; agitation ; devoiement ; mort le
13e jour. -- *Gastro-entérite aiguë ; conjonctives palpébrales
granulées ; irritation cérébrale.*

(Denis, *Recherches sur les maladies des enfans nouveau-nés,
obs. 4e, p. 122.*)

Gardère (Félicité), immatricule n° 301, âgée
de 15 jours, est entrée le 25 janvier avec une
ophthalmie palpébrale peu intense, santé générale cependant.

Les 26, 27 et 28, l'ophthalmie augmente.
(Sangsues aux tempes.) On découvre un favus
au-dessous de l'ombilic : il croît assez rapidement.

Le 29, vomissemens, cris, agitation ; puis
devoiement. Jusqu'au 7 février, jour de la mort,
alternative des mêmes phénomènes.

AUTOPSIE CADAVÉRIQUE.

Embonpoint remarquable, peau pâle.

Estomac : muqueuse fortement injectée, re-
vêtue d'une couche adhérente de mucus très-
épais. *Intestin grêle :* aspect vermiculaire, dilaté
par de l'air, et des fluides lie de vin, d'une odeur
gangréneuse ; les valvules vivement injectées ;
la muqueuse, sur une étendue de deux pieds

au-dessus du *cæcum*, pourpre foncé, s'enlève en lambeaux, répandant une odeur repoussante ; douze plaques gaufrées très-injectées. *Mésentère :* ganglions injectés et tuméfiés. *Gros intestins :* follicules développés au second degré. *Foie et rate :* pâles , exsanguins.

Encéphale : système veineux engorgé ; les plexus choroïdes ressemblent à des sangsues gorgées ; la moelle épinière est environnée d'un lacis vasculaire très-noir. *Yeux :* conjonctives palpébrales granulées sans injection ; iris et choroïdes pâles et molles.

Réflexions. Les symptômes qu'offrit, à son entrée à l'hôpital, la petite malade qui fait le sujet de cette observation, ne permettaient point de méconnaître la gastro-entérite dont elle était atteinte , mais rien n'annonçait l'irritation cérébrale que l'autopsie cadavérique fit découvrir. Prenons acte de ce fait : c'est une pièce très-utile au procès que nous examinons.

OBSERVATION XXVII.

Quatre jours ; ophthalmie palpébrale ; agitation ; muguet ; dévoiement ; amaigrissement rapide , mort le 10ᵉ jour. -- *Gastro-entéro - colite chronique ; muguet ; membranes des ventricules latéraux très-denses et très-injeotées; fluides dans les ventricules.*

(Denis , *ouvr. cité* , *observ.* 6ᵉ, *p.* 124.)

Darvèze (Pauline), immatricule nᵒ 655, âgée

de 4 jours, offre, le 16 février, uné ophthalmié palpébrale de cause externe ; car l'enfant bien développée ne présente aucun signe de souffrance. On l'admet à l'infirmerie dès le lendemain ; l'ophthalmie augmente ; elle devient oculo-palpébrale. (Sangsues aux tempes, une à chaque.) Jusqu'au 26, jour de la mort, agitation, muguet, dévoiement, amaigrissement rapide et face de vieillard.

AUTOPSIE CADAVÉRIQUE.

État anémique. *Bouche :* débris floconneux de muguet ; six boutons blancs au palais, pleins de matière sébacée. *Estomac :* très-blanc, plein de concrétions lactées. *Intestin grêle :* dilaté uniformément ; muqueuse blanc opaque, résistante, avec exsudation crêmeuse. *Mésentère :* ganglions blanchâtres.

Encéphale : vive injection, principalement sur les membranes des ventricules latéraux qui sont très-denses ; fluides dans les ventricules. *Yeux :* sains. *Tissu cellulaire :* point de graisse ; infiltration des membres iuférieurs.

Réflexions. Cette observation est très-remarquable, en ce quelle nous offre un exemple d'altération blanche sur laquelle les auteurs n'ont

donné que des notions incomplètes, émis que
des idées vagues , je dirai même fausses. Il
appartenait à MM. Scoutteten , Breschet et
Denis, de nous éclairer sur cette forme d'altération phlegmasique de l'estomac , de l'intestin
grêle , et du gros intestin , altération dont le
terme est l'*atrophie locale.* Mais , dira-t-on ,
comment concevoir qu'une atrophie profonde
puisse être le résultat d'une inflammation de la
muqueuse gastro-intestinale , quand on voit que
toute phlegmasie consiste ordinairement dans
une espèce d'hypertrophie que combat très-bien
l'emploi des anti-phlogistiques , des débili-
tans ? Comment expliquer , d'un côté, l'heureux
effet de ces mêmes agens , et , de l'autre ,
l'insuccès des excitans dans le traitement de
l'altération blanche ? Cette difficulté de découvrir la raison de ces faits , s'évanouit devant
une masse d'observations qui prouvent que la
stimulation permanente de la muqueuse gastro-
intestinale finit constamment par déterminer
l'atrophie de cette membrane , même quand
elle a été d'abord hypertrophiée. Quant à l'asthénie de fonctions qui l'accompagne , elle
dépend , dit M. Denis , comme dans toute irritation , du désordre que celle-ci entraîne dans
le tissu. L'asthénie interstitielle , celle qui semble miner le même tissu , n'est qu'apparente.

L'atrophie est donc, en cette circonstance, une preuve aussi positive de sur-excitation, que l'injection ou l'épaississement, accompagnés de chaleur et de douleur. On observe d'ailleurs, ajoute le même auteur(1), des faits semblables à la périphérie du corps. Là, tout est accessible immédiatement aux sens, et ne peut induire en erreur. Prenons la kératite pour exemple. Si cette phlegmasie persévère, le tissu de la cornée, sous l'influence de la stimulation permanente, finit par s'atrophier ; il blanchit, s'amincit, et même se ramollit. On ne peut révoquer en doute que l'irritation ne soit la cause actuelle de cette atrophie, et l'on ne peut signaler comme telle l'asthénie. Cette induction rigoureuse fortifie celle que nous venons de tirer relativement au canal alimentaire.

L'altération blanche, d'après M. Denis, se développe le plus souvent dans l'extrémité supérieure de l'intestin grêle et descend progressivement ; l'estomac y est cependant sujet : celui de Pauline Darvèze nous en offre une preuve. Nous voyons en outre dans l'intestin grêle l'*exsudation crémeuse*, une des formes de l'altération blanche, signalées par cet observateur.

Enfin, on découvre à l'ouverture du cadavre des altérations dans l'encéphale.

_____

(1) Recherches sur les mal. des enf. nouv. nés, p. 80.

OBSERVATION XXVIII.

Oppression de poitrine ; coloration cyanique ; muguet ; coryza ;
dévoiement abondant ; voracité ; marasme complet ; mort le
trente-neuvième jour. — *Gastro-entéro-colite devenant chronique,
successivement avec muguet, coryza, ophthalmie et irritation
cérébrale.*

(Denis, *ouv. cit.*, *obs.* 7°, *p.* 125.)

Rainberville (Annette), immatriculée n° .... ,
âgée de quelques jours, est reçue le 29 décembre
1822 ; elle présente une flaccidité extraordinaire
des chairs, une respiration difficile avec menace
d'étouffement, et une coloration cyanique. Le
ventre est volumineux et la tête fort petite ; le
tissu cellulaire sous-cutané, très-abondant, est
comme une pâte molle. On est obligé de tenir
l'enfant debout pour l'allaiter, afin d'éviter
l'asphyxie.

Le 13 janvier, léger muguet.

Le 16, respiration nasale embarrassée ; coryza. (Jusqu'alors bains simples, tilleul gomm.
édulc., looch gomm.)

Le 21, les paupières s'enflamment, plus de
muguet ni de coryza. (Collyre avec le sulf. de
zinc.) Alors amaigrissement progressif. (Infusion
aromatique de serpolet, julep avec sirop de quinquina demi-once. Pour alimens, un peu de lait
de chèvre coupé avec l'eau de salep.)

Le 27, dévoiement, décomposition des traits, face de vieillard repoussante quand l'enfant crie.

Le 1er février, dévoiement abondant, appétence singulière des alimens, voracité.

Le 5, marasme complet, calme, face hippocratique très-blanche, dévoiement séreux continu.

Le 6, mort.

Autopsie cadavérique.

Coloration violette. *Estomac et intestin grêle :* altération blanche, molle, avec exsudation crêmeuse, et quinze plaques gaufrées, pâles. *Mésentère :* ganglions blancs, opaques, volumineux. *Gros intestin :* développement des follicules avec altération blanche, molle. *Foie :* pâle; un peu de bile brune. *Cœur :* ses ouvertures fœtales fermées. *Encéphale :* sa substance fortement injectée; l'arachnoïde ventriculaire très-épaisse, injectée; fluide roux dans les ventricules. *Yeux :* conjonctives granulées, sans couleur.

Réflexions. Cette observation nous offre un de ces phénomènes qui peuvent faire méconnaître l'existence de la gastro-entérite, je veux parler de cette voracité qu'a montrée la jeune Rainberville vers la fin de sa maladie. Sans doute l'anorexie est un signe presque constant de la

souffrance de l'estomac ; mais on ne doit pas
perdre de vue que, dans la gastrite chronique,
il est des malades qui éprouvent une faim dévorante, et qui, en prenant beaucoup d'alimens,
parviennent à diminuer momentanément l'état
de malaise, souvent indicible, qui les tourmente.
Ne peut-on pas regarder la voracité de cette enfant comme indiquant le passage de l'état inflam-
matoire aigu à l'état chronique? Il arrive aussi
que, lorsque la membrane muqueuse de l'estomac est profondément lésée, ou que le cerveau
ne répond plus à la stimulation exercée sur lui
par ce viscère, le desir des alimens est alors tel
qu'il paraît insatiable : c'est là, n'en doutons
point, la source de beaucoup d'erreurs.

Ici, comme dans le cas précédent, on voit
un exemple d'altération blanche ; seulement à
cette altération venaient se joindre quinze plaques gaufrées, qui, ainsi que le prouve l'inspection anatomique, ne sont que l'épaississement
des plexus de Peyer. M. Cruveilhier considère
ces plaques, au contraire, comme des cicatrices
d'ulcération (1) ; mais rien, et, en cela, je suis
de l'avis du docteur Denis, ne justifie cette manière de voir. Si l'on détache la muqueuse gaufrée
des tissus sous-jacens, on éprouve parfois de la

(1) Ouv. cit., pag. x de l'avant-propos.

difficulté à en opérer la séparation ; ce qui dé-
note l'adhérence qui s'est établie à l'altération
par la participation de toute l'épaisseur de l'intestin.

Les altérations encéphaliques sont encore dans
ce cas plus considérables.

OBSERVATION XXIX.

*Trois jours ; ophthalmie puriforme ; bouche brûlante ; agitation ;
muguet ; toux ; difficulté de respirer ; somnolence ; refus des
alimens ; mort le 18e jour. — Gastro-entéro-colite chronique avec
muguet et irritation cérébrale.*

(Denis, *ouv. cit*, *obs.* 10e ;   128.)

Gargan (Joseph), immatricule n° 544, âgé
d'environ trois jours , est reçu le 10 février,
ayant une ophthalmie puriforme. Le lendemain,
bouche brûlante, agitation.

Le 12 février, développement d'un muguet
abondant. (Orge gommée , acidulée.)

Le 13, toux ; difficulté de respirer ; écume
sanglante dans la bouche qui s'écoule par les
narines ; somnolence ; refus des alimens. Jusqu'au 28, même état ; le muguet a cependant
disparu. Mort.

AUTOPSIE CADAVÉRIQUE.

Très-maigre. *Peau :* blanche ; membres inférieurs infiltrés. *Estomac :* sain. *Intestin grêle :* dilaté par de l'air et des fluides acidules; altération blanche molle, avec exsudation crêmeuse et vingt plaques gaufrées pâles. *Ganglions du mésentère :* blancs, opaques, très-volumineux. *Gros intestin :* muqueuse plissée, injectée avec développement des follicules au deuxième degré. *Vessie :* muqueuse fortement injectée avec six ecchymoses considérables près le col. *Encéphale :* un peu d'injection autour des ventricules latéraux du cerveau ; ceux-ci ont leurs parois très-résistantes et dilatées par beaucoup de liquide incolore. *Tissu cellulaire :* légèrement infiltré ; point de graisse.

Réflexions. Comme les deux observations qui précèdent, celle-ci nous présente la même forme phlegmasique dans le tube intestinal et des traces non équivoques d'hydrocéphale aiguë.

OBSERVATION XXX.

Vingt-quatre jours ; symptômes de coryza et d'ophthalmie palpébrale ; taches rouges très-petites sur les joues et le menton ; vomissemens des alimens ; dévoiement ; mouvement fébrile continu ; trémoussemens convulsifs au visage ; ris sardonique ; gonflement du ventre ; respiration presque nulle ; mort. -- *Rinite, adnite et kératite ; œsophago-gastro-entéro-colite ; pleuro-pneumonite ; encéphalite ; lithiasie urique.*

(Denis, *oup. cit.*, *obs.* 8e, *p.* 550 à 52.)

Ecoriche (Pétronille), immatricule n° 257;

âgée de 24 jours, est entrée à l'infirmerie le 22 janvier avec un coryza et une ophthalmie palpébrale ; elle offre les symptômes connus de ces maladies, et en même temps quelques taches rouges très-petites, exubérantes et discrètes sur les joues et le menton. (Tisane pectorale gommée, injection émolliente dans les yeux, et vapeur émolliente dans les narines ; alimens, lait et bouillon.) L'intensité de ces affections ayant cédé, on remet l'enfant à sa nourrice qui la rapporta le 1er février. Le coryza et l'ophthalmie sont à un très-haut degré. (Même traitement.)

Le 8 février, le coryza a disparu, mais les yeux sont dans le même état.

Le 13 , les paupières sont tellement gonflées qu'on ne peut les entr'ouvrir ; elles versent beaucoup de pus. Le coryza se reproduit légèrement. (Collyre excitant.) Jusqu'au 1er mars, amendement considérable dans l'état des yeux et des narines ; mais la santé se détériore, les alimens sont fréquemment vomis , et il se manifeste un dévoiement quelquefois jaune et quelquefois vert. Un mouvement fébrile continu , avec un peu d'agitation , accompagne ces symptômes ; la face reste toujours assez pleine ; le corps maigrit ; l'éruption signalée au commencement de la maladie a disparu ; il reste un léger enchifrènement , et il se forme une très-légère érosion sur les cornées transparentes. On néglige alors de suivre la succession des phéno-mènes qu'offre l'enfant, tant à cause de leur peu de variation, que parce qu'on attend leur prompte cessation. Cependant le marasme est devenu extrême ; les pertes par le dévoiement et la non-digestion sont excessives ; la réaction est presque nulle. Tout-à-coup, trémoussemens convulsifs au visage avec ris sardonique et quel-ques mouvemens dans les bras, puis calme pro-fond et refroidissement prolongé avec gonfle-ment du ventre et respiration presque nulle. Mort le 21 mars. Le traitement a été constam-ment le même.

AUTOPSIE CADAVÉRIQUE.

Corps de 19 pouces de long ; le tube digestif ayant 17 pieds ; peau flasque ; point de graisse. *OEsophage:* état gélatiniforme dans son tiers inférieur. *Estomac:* distendu par des gaz, cou-leur d'un blanc opaque, il conserve de la cohé-sion sur la grande courbure et au pylore où il est simplement épaissi et d'un blanc mat ; mais, dans le reste de son étendue, il est détruit et fondu en bouillie gélatiniforme, avec effusion des matières qu'il contenait dans la cavité péritonéale. *Intestin grêle* : dilaté par des gaz et des liquides jaunes ; muqueuse épaissie , sans valvules , résistante et d'un beau blanc mat. *Ganglions mésentériques* : volumineux , d'un beau blanc. *Gros intestin* : plein de matières jaunes ; sa muqueuse est fortement injectée , et couverte de follicules dilatés au deuxième degré. *Péritoine :* il renferme des matières alimentaires facilement reconnaissables et un fluide albumineux. *Foie* : volumineux , assez sanguin , flasque ; son grain est fin et serré. *Rate :* très-molle. *Reins* : de petits graviers se trouvent dans leurs calices ; deux d'entre eux ont deux lignes de diamètre. *Vessie* : vide et saine.

Cœur et gros vaisseaux : renfermant peu de sang ; caillots gélatineux dans l'oreillette et le ventricule droits ; fluide roussâtre dans le péricarde ; membrane interne des grosses artères assez rouge. *Plèvres* : celle du côté droit est remplie par une vaste fausse membrane. *Poumons* : celui du côté droit est d'une couleur lie de vin , assez dense , ne gagne pas le fond de l'eau et ne crépite pas. *Bronches* : la division droite est rouge et pleine de sang. *Fosses nasales :* muqueuse épaisse sans rougeur; la muqueuse du sommet du pharynx est sur-tout très-épaisse et paraît couverte de végétations. *Yeux* : conjonctives injectées , épaissies , gra-

nuleuses ; taches blanches sur les cornées ; l'intérieur des globes est sain.

Encéphale : le cerveau se termine en pointe
vers l'occipital ; l'arachnoïde de toute la périphérie du cerveau et de l'encéphale est opaque.
Sous elle est de la sérosité, et, dans sa cavité,
une couche membraniforme, albumineuse, jaunâtre, très-molle ; la pulpe cérébrale est ramollie dans les lobes cérébraux postérieurs,
ailleurs elle est dense et injectée ; les ventricules sont pleins de fluide transparent, leurs
parois sont fort injectées. *Moelle :* saine.

Réflexions. Nous voyons encore dans cette
observation une gastro-entéro-colite se présenter,
en partie sous la forme de l'altération blanche,
et en partie sous celle du ramollissement gélatiniforme ; nous la voyons amener consécutivement
une forte inflammation de l'arachnoïde, et par
suite un épanchement de sérosité dans les ventricules. Ce fait nous avertit de tous les dangers que
peut entraîner une inflammation extérieure, en
vertu des liens étroits qui unissent la peau à la
membrane muqueuse gastro-intestinale. Instruit
par ce malheureux exemple auquel il serait facile
d'en joindre d'autres, nous ne saurions trop
recommander de se tenir en garde contre ces
affections généralement regardées comme lé-

gères , parce qu'elles ont leur siége dans le système cutané , et de les attaquer sur-tout avec
énergie , vu la rapidité de leur propagation à
cette époque de la vie , si l'on veut prévenir les
accidens toujours funestes auxquels elles donnent
lieu.

OBSERVATION XXXI.

Trois jours ; endurcissement du tissu cellulaire ; ictère ; dévoiement ; agitation ; cris ; muguet ; exsudation buccale floccon-
neuse ; ulcération au frein de la lèvre supérieure ; paupières
constamment fermées ; coma ; mort le 21e jour. -- *Phlegmasies entéro - cellulaire et hépatique ; entérite , stomatite et
dermite aiguës ; thymite ; arachnoïdite aiguë.*

(Denis, *ouvrage cité, observ.* 16e , *p.* 564-65.)

Daumèse (Marguerite) , immatricule n° 348,
âgée de 3 jours, est reçue à l'infirmerie le 27
janvier pour y être guérie d'un endurcissement
du tissu cellulaire, accompagné d'ictère. (Petit-
lait gommé , julep gommé , lait et bouillon.)

Le 3 février , l'endurcissement et la teinte
ictérique ont disparu ; mais il s'est manifesté
un grand dévoiement vert et beaucoup d'agitation avec cris continuels. Cet état dura presque
sans changement jusqu'au 8. (Même régime.)

Le 8, muguet abondant, augmentant les jours
suivans , avec alternative de calme et d'agitation ; amaigrissement considérable.

Le 13 , l'exsudation buccale floconneuse est
très-épaisse ; la chaleur générale est des plus
vives ; l'agitation et les cris sont presque continuels ; l'intérieur de la bouche est pâle , quoique
sécrétant de l'albumine ; il s'établit une ulcération au frein de la lèvre supérieure.

Le 15 , il se fait sur le dos de la main gauche
une vive injection avec tension , gonflement et
grande chaleur ; toujours agitation.

Du 16 au 18 , aucune agitation ; diminution
du muguet et de l'érysipèle ; pâleur extrême
du corps, sur-tout du visage , alternant avec
une teinte bleuâtre ; paupières constamment
fermées ; plus de dévoiement. Cette situation
existe depuis qu'on a fait prendre à l'enfant une
potion noire , où l'opium semble entrer , et
administrée à l'insu du médecin. Le coma alterne
avec des mouvemens passagers dans le visage ,
et la mort vient tout-à-coup le 18 au soir.

AUTOPSIE CADAVÉRIQUE.

Corps petit, maigre ; peau flasque , colorée
en violet léger. *Bouche:* des croûtes recouvrent
les lèvres ; un ulcère profond attaque le frein
de la lèvre supérieure ; la partie intérieure de
de l'alvéole de la dent incisive moyenne droite
est nécrosée ; une portion d'os s'en sépare, et

laisse à nu la dent dont la pulpe est gonflée et très-rouge ; un ulcère rougeâtre, recouvert d'une croûte blanche, existe au centre du palais.

Estomac : il renferme une partie de la potion noire, mais il paraît sain. *Intestin grêle :* rétréci dans toute son étendue ; il ne présente aucune valvule ; la muqueuse est très-injectée, recouverte près de l'estomac par un enduit épais, roussâtre, et dans le reste de son étendue, par de matières alimentaires jaunes et dures. On trouve trente plaques gaufrées dans l'iléon. *Gros intestin :* sain. *Foie, rate, reins :* sains. *Ganglions mésentériques :* volumineux, rouges et mous. *Vessie :* la muqueuse est très-injectée. *Ovaires :* volumineux, mous ; ils renferment beaucoup de petits kystes séreux. *Matrice et vagin :* sains.

Cœur, vaisseaux et poumons : sains, mais peu sanguins. *Thymus :* injecté ; il offre à sa partie antérieure un peloton de tissu cellulaire dur et plein de pus.

Encéphale : le cerveau et le cervelet sont très-injectés à leur surface ; l'arachnoïde y est un peu épaissie, cassante et rugueuse ; au-dessous d'elle, et dans les anfractuosités cérébrales, existe une substance gélatineuse. Tous les ventricules sont pleins de sérosité ; la pulpe nerveuse est molle, et extrêmement injectée à la

périphérie de l'encéphale. *Moelle épinière :* saine.
Peau : le dos de la main offre un peu de rougeur , et l'épiderme s'y enlève facilement.

Réflexions. L'autopsie cadavérique fait découvrir dans ce cas , comme dans les cinq précédens, des altérations abdominales et encéphaliques. Dans tous , on voit l'irritation cérébrale
ne se déclarer qu'à la suite de la phlegmasie
gastrique : ce qui prouve toujours la prédominance des organes digestifs sur l'encéphale.
Cette dernière observation nous paraît sur-tout
pouvoir être considérée , comme un type de l'influence qu'exerce sur cet organe l'inflammation
de la membrane muqueuse digestive , et de la
production, par effet sympathique, d'une méningite aiguë. L'exaspération de la gastro-entérite , déterminée par une potion intempestive ,
porte , pour ainsi dire , instantanément l'affection cérébrale au plus haut degré d'intensité.
Une chose extrêmement remarquable dans ces
six observations , c'est que les malades n'ont point
présenté les phénomènes cérébraux qui sont inséparables de ces altérations encéphaliques , dé-
couvertes à l'ouverture des cadavres. Pourquoi,
en effet , le cerveau ne s'est-il pas plaint comme
à l'ordinaire ? Mais pourquoi , sur-tout , est-il
resté entièrement muet ? C'est qu'à cet âge cet

'organe est , comme nous l'avons dit en com-
mençant , extrêmement mou , dans un état qui
a les plus grands rapports avec celui du fœtus ;
et s'il n'est point passif, s'il n'est point dans
un état complet de *collapsus* ou d'inertie, il ne
sait pas , disons mieux , il ne peut pas encore
exprimer ses souffrances, parce qu'il ne possède
point cette intelligence qui sert à les lui retracer
au fur et à mesure qu'il avance en âge. Concluons
donc que lorsqu'on parle le langage de la nature,
on voit les faits venir se classer sans efforts pour
le confirmer.

Il serait , ce me semble , difficile de citer
des observations plus décisives en faveur de la
proposition , énoncée dans la première partie
de ce travail , que si le cerveau est fort souvent
affecté dans l'enfance, c'est en vertu de l'excès
de susceptibilité dont il jouit, et non en vertu de
cette prédominance imaginaire que lui avaient
accordée la plupart des auteurs.

OBSERVATION XXXII.

*Quatre ans et neuf mois; céphalalgie; abdomen douloureux,
tuméfié; fièvre continue; constipation; assoupissement; symptômes d'hydrocéphale aiguë; respiration embarrassée; mort
le 9e jour. — Gastro-entérite; vers lombrics dans les intestins
grêles; légère infiltration sanguine à la partie antérieure des
hémisphères du cerveau sous l'arachnoïde; sinus longitudinal
supérieur gorgé de sang; méningite; trois onces de sérosité dans
les ventricules, et une once et demie dans les fosses occipitales.*

(Thibeaud, *Diss. cit.*)

Louis-Paul Guilin, âgé de 4 ans et 9 mois,
fut amené à l'hôpital des Enfans, le 24 juillet,
dans l'état suivant : céphalalgie ; fièvre vive ; abdomen sensiblement douloureux et tuméfié ,
mais assez souple ; constipation.

25 Juillet. Assoupissement; décubitus dorsal ;
agitation presque continuelle des bras, qu'il
porte de côté et d'autre ; face pâle, abattue,
couverte de sueur ; yeux fixes ; légère dilatation
des pupilles ; bouche entr'ouverte ; lèvres sèches,
pâles, l'inférieure légèrement tirée à gauche ;
langue blanche, dépassant un peu les arcades
dentaires, écartées ; abdomen revenu sur lui-
même, formant une cavité très-prononcée; douleur à la pression ; pouls fréquent, petit, faible;
pulsations rapides et apparentes des carotides;
chaleur vive. Par intervalles, l'assoupissement
augmente, les paupières s'abaissent, l'enfant
cesse de s'agiter.

(Huit sangsues autour de la tête, tisane de chiendent nitrée et feuilles d'oranger, limonade nitrée, calomel gr. vj, lavement avec miel de mercure ℥ ij, deux sinapismes aux jambes, bouillon, un peu de vin.)

Il y eut une selle dans la journée après l'administration du calomel.

26. Même état; langue sèche, abdomen très-douloureux à la pression.

(Chiendent nitré, limonade nitrée, alcool nitrique ℥ β, calomel gr. viij, lavement semblable, sinapisme, vésicatoire à une jambe; le soir, vésicatoire à la nuque.)

Pendant le jour, le malade va trois fois à la garde-robe; un ver lombric est rejeté.

27. Assoupissement un peu moindre; pupilles moins dilatées; il ouvre les yeux et paraît distinguer les objets, mais la face est toujours pâle, un peu terreuse, triste; langue sèche, brune; abdomen douloureux; pouls faible, peu développé, fréquent; peau sèche, chaude; respiration accélérée, haute. Il continue à s'agiter et à pousser des plaintes.

(Potion purgative anthelminthique, un sinapisme.)

28. Pas de changement; assoupissement profond; chaleur un peu moins vive; gencives et dents recouvertes d'un enduit visqueux; abdomen peu douloureux.

(Calomel gr. iv, infusion de mousse de Corse
℥ j β, avec éther sulfurique ℈ β, sinapisme.)

29. Même état que la veille; pupilles très-
dilatées.

(Deux frictions sur la tête avec ℈ j β d'onguent
mercuriel pour chaque.)

30. Tous les moyens employés ne produisent
aucune amélioration; la face est plus altérée;
l'abdomen est toujours un peu douloureux à la
pression; pendant la nuit, il y a eu plusieurs
évacuations de matières noirâtres.

(Infusion de valériane, chiendent nitré, feuilles
d'oranger, potion avec l'oximel scillitique ℈ j β,
vésicatoire sur la tête.)

31. Altération plus profonde des traits; bouche entr'ouverte et remplie d'une écume vis-
queuse; narines pulvérulentes. (Même prescription.)

Le soir, yeux largement ouverts; pupilles
énormément dilatées; respiration embarrassée;
le pouls donne 130 pulsations par minute.

Mort le premier août à une heure du matin.

OUVERTURE DU CADAVRE trente-deux heures
après la mort.

Tête. Nulle trace de lésion sur le cuir chevelu et les tempes; infiltration peu considérable
de sang à la partie antérieure des hémisphères

du cerveau sous l'arachnoïde ; sinus longitudinal supérieur gorgé de sang ; circonvolutions cérébrales effacées ; ventricules latéraux très-dilatés et contenant environ trois onces de sérosité limpide ; la portion d'arachnoïde qui les tapisse ne présente aucune altération ; mais celle qui recouvre la protubérance médullaire et le concours des nerfs optiques est recouverte d'une couche albumineuse d'un blanc jaunâtre, et présente en plusieurs points des adhérences contrenature. Une once et demie de sérosité est contenue dans les fosses occipitales.

Thorax. Rien de remarquable.

Abdomen. L'estomac est large ; sa membrane muqueuse d'un rouge foncé, sur-tout vers le grand cul-de-sac, est épaissie, friable et s'enlève facilement. Les intestins grêles contiennent quelques vers lombrics, et offrent des rougeurs dans divers points.

Réflexions. Si on se rappelle les idées que nous avons exprimées touchant la thérapeutique de la gastro-entérite, lorsqu'il existe en même temps des symptômes cérébraux, on concevra sans peine combien ont été peu rationnels les moyens qu'on mit en usage ; aussi ne produisirent-ils aucune amélioration. Mais ce qu'il est difficile de se persuader, c'est qu'on n'ait employé aucun agent thérapeutique pour combattre les douleurs abdominales qui ont constamment tourmenté le malade, et qui pouvaient bien par conséquent faire présumer l'existence de l'inflammation digestive, dont la méningite n'était qu'un effet. L'épaississement, la friabilité de la muqueuse de l'estomac ne laissent aucun doute à cet égard.

OBSERVATION XXXIII.

Trois ans; coqueluche depuis environ deux mois; fièvre; cris; agitation; délire; épigastre douloureux; constipation; symptômes d'entérite; assoupissement; respiration lente, haute; dévoiement; abolition des sens; convulsions; abattement extrême; refroidissement des extrémités; la respiration s'embarrasse de plus en plus; mort le 16e jour. — *Entérite; trois onces de sérosité dans les ventricules latéraux; tubercules peu volumineux au sommet du médiastin, sur le trajet de la veine cave ascendante.*

(Thibeaud, *Dissertation citée.*)

Guillaume Marchand, âgé de 3 ans, face colorée, crâne très-developpé, cheveux blonds, était, depuis environ deux mois, affecté de la coqueluche, suivant le rapport de ses parens, et toussait beaucoup. Au bout d'un mois, on lui administra un émétique, sans qu'il en résultât d'effet notable. Huit jours avant son admission à l'hôpital des Enfans, il fut pris de fièvre avec cris, agitation, sur-tout pendant la nuit, parfois même délire. Un second vomitif fut prescrit. Ces symptômes continuèrent ; le ventre était douloureux à la pression ; il n'y avait pas eu d'évacuation depuis quatre ou cinq jours, et, à dater du jour de l'invasion de la maladie, l'enfant n'avait point rendu de vers.

Le 20 février 1818, on l'amène à l'hôpital. La veille, le médecin qui le traitait avait fait appliquer un vésicatoire à la nuque, et avait paru craindre le développement d'une fièvre ataxique.

Le 21 février, à la visite du matin, le malade présentait l'état suivant : face légèrement colorée aux pommettes ; pourtour des ailes du nez pâle ; sillons palpébraux très-prononcés (1) ; lèvres d'une couleur rosée ; langue humide, sans rougeur, recouverte d'un enduit jaunâtre ; abdomen souple, un peu gonflé, un peu douloureux à la pression ; l'enfant y porte continuellement les mains ; constipation ; chaleur un peu vive à la peau ; pouls peu fréquent, un peu irrégulier ; respiration légèrement accélérée ; un peu d'assoupissement depuis hier.

---

(1) Ce dernier signe est regardé par M. Jadelot comme indiquant l'entérite. Il consiste dans une dépression qui part du grand angle de l'œil, et suit le bord adhérent de la paupière inférieure.

(Infusion de violettes, potion gommée, demi-
lavement d'infusion de mauve et de fleurs de
pavot , fomentation d'oxycrat sur le ventre ,
sinapismes aux jambes, bouillon, eau rougie.)

Le soir il était assez bien , dormait paisiblement ; seulement il toussait un peu , et se plaignait par intervalles.

23 Février , 11ᵉ jour. Même état ; toujours
de la tendance à l'assoupissement , mais cependant un peu moindre ; la veille, le pouls était
irrégulier et fréquent par intervalles , aujour-
d'hui il est peu fréquent. Un scrupule de poudre
de magnésie est prescrit, et procure une garde-
robe. L'abdomen est presque indolent à la
pression.

24 Février. Le petit malade est plongé dans
un assoupissement profond , qui a duré toute
la nuit précédente. La face est assez colorée ;
la chaleur vive ; le pouls irrégulier , un peu
lent et rare ; respiration lente, haute ; un peu de
dévoiement.

(Infusion de violettes et de feuilles d'oranger,
limonade nitrée, fomentation avec l'oxycrat sur
le ventre , quatre sangsues à l'anus, fomentations
et pédiluves sinapisés.)

Le soir , pouls plus fréquent , petit , assez
irrégulier.

25 Février. Continuation de l'assoupissement;

lèvres sèches , recouvertes de petites croûtes
laiteuses ; légers claquemens des dents par intervalles ; pouls irrégulier , parfois fréquent ;
nulle douleur au ventre ; du reste , mêmes
symptômes. (Sinapismes aux jambes.)

26 Février , 14ᵉ jour. Nul changement ; assoupissement profond ; pouls fréquent, régulier.

(Limonade nitrée, alcool nitrique, calomel
gr. iv, frictions mercurielles sur la tête avec ℨij
d'onguent pour deux frictions , sinapismes aux
deux jambes, vésicatoire à la partie antérieure
du crâne.)

Une demi-heure après l'application du vésicatoire , l'enfant entr'ouvrit de temps en temps
les paupières.

Le soir , légère rémission. Assoupissement
moindre ; les paupières restent entr'ouvertes
pendant un certain temps ; cris produits par la
douleur que causent les sinapismes ; réponses
justes aux questions qu'on lui adresse ; langue
un peu brune, sèche ; cessation du dévoiement ;
pouls beaucoup plus fréquent.

27 Février. Le malade est retombé dans son
premier assoupissement ; les fonctions des sens
paraissent abolies. Pendant la nuit , il a eu beaucoup de grincemens de dents qui continuent
encore. Il pousse parfois des cris plaintifs ; la
face est pâle , la chaleur assez vive ; le pouls

très-fréquent, donnant 150 pulsations par minute ; dévoiement en matières noires. Quelque
temps après la visite , il entr'ouvrit un peu les
yeux , mais retomba de suite dans l'état indiqué.

(Potion avec la liqueur d'Hoffmann 15
gouttes, deux vésicatoires aux jambes, frictions
avec le liniment camphré sur le ventre.)

28 Février , 16e jour. Pendant la nuit, convulsions qui ont duré près de deux heures. Ce
matin, abattement extrême ; gêne de la respiration ; pouls presque insensible ; refroidissement des extrémités.

Mort à onze heures du matin.

OUVERTURE DU CADAVRE , quarante - huit
heures après la mort.

Tête. Crâne très-développé ; cerveau volumineux ; ventricules latéraux très-dilatés , contenant près de trois onces de sérosité un peu
trouble ; nulle autre altération.

Thorax. Quelques tubercules peu volumineux
au sommet du médiastin, sur le trajet de la veine-
cave ascendante. Les autres parties sont saines.

Abdomen. Intestins grêles présentant une couleur rosée à l'extérieur , dilatés par un volume
assez considérable de gaz ; couleur rose peu
foncée , occupant leur membrane muqueuse ,
dans la plus grande partie de leur longueur.

14

Réflexions. Voilà encore un nouvel exemple d'hydrocéphale aiguë sans aucun vestige d'inflammation. Il ne s'agit que de savoir si elle est primitive ou sympathique. L'entérite, reconnue au début de la maladie et constatée par la nécroscopie, donne une réponse affirmative à la seconde question. N'aurait-il pas été possible de prévenir non-seulement l'épanchement ventriculaire, mais encore la mort, en attaquant dès le principe la phlegmasie abdominale, et surtout en l'attaquant avec plus d'énergie ? Des faits analogues nous autorisent à le penser. Dans des cas de cette nature, une timide expectation est toujours nuisible, tandis qu'une thérapeutique hardie est souvent couronnée de succès.

OBSERVATION XXXIV.

Neuf ans; douleur abdominale; céphalalgie intense; expulsion de plusieurs vers ascarides, lombricoïdes; constipation opiniâtre; vomissemens; délire; strabisme; assoupissement profond; perte des facultés intellectuelles; difficulté de respirer; sensations nulles; mort le 8ᵉ jour. — *Adhérences anciennes entre la plèvre pulmonaire et la plèvre costale ; gastro-entérite ; épanchement de sérosité (quatre onces environ) dans les ventricules latéraux.*

(Leclerq, *Diss. cit.*)

Le 20 avril 1820, Louis Bordier, âgé de 9 ans, est admis à l'hôpital. Dix jours auparavant, cet enfant, doué d'un tempérament lymphatique et d'une faible constitution, avait éprouvé de vives douleurs de ventre et de violens maux de tête, pendant la durée desquels il rendit par le bas plusieurs vers ascarides, lombricoïdes, et vomit à différentes reprises, la veille de son entrée à l'hôpital. Il s'était gorgé de gâteaux et de vin; cette faute de régime ayant exaspéré les symptômes que nous venons d'énumérer, ce fut alors que ses parens se déterminèrent à réclamer pour lui les soins de la médecine.

Le 20 avril, à la visite du matin, voici les symptômes offerts par ce malade :

Céphalalgie violente; figure animée; intégrité des facultés intellectuelles; yeux humides; agitation continuelle; bouche mauvaise; langue chargée d'un enduit blanchâtre et sans rougeur à sa pointe ou sur les bords; appétit nul; soif vive; gonflement léger des amygdales; ventre douloureux à la pression, sur-tout vers l'épigastre; constipation opiniâtre depuis cinq jours; poitrine un peu moins sonore à gauche qu'à droite; respiration libre et sans toux; pouls rare et déprimé; peau chaude et sèche.

(Prescription : limonade, potion gommeuse avec éther sulfurique $\mathfrak{z} \beta$, fomentations avec l'huile camphrée sur le ventre, deux lavemens avec camphre $\mathfrak{z} \beta$, cataplasmes émolliens sur l'abdomen, deux sinapismes aux jambes.)

Pendant la journée du 20 avril, on observa
qu'en parvenant dans l'estomac, les boissons
exaspéraient les douleurs abdominales et aug-
mentaient l'agitation à laquelle le malade est en
proie. Au milieu du jour et vers le soir, vomissemens répétés ; une selle peu copieuse.

Le 21, l'état du malade est plus satisfaisant
que la veille ; les amygdales ont moins de volume, les douleurs de tête et de ventre moins
de violence ; cependant, vers les dix heures du
matin, de nouveaux vomissemens ont lieu ; une
selle ; pouls toujours lent et déprimé ; délire
doux et fugace pendant la nuit.

(Même prescription que ci-dessus.)

Dans la nuit du 21 au 22, délire continuel
et vomissemens fréquens ; état moins bon que
la veille ; mais le malade est maître de sa
raison ; il se plaint de souffrir à la tête et à
l'épigastre ; figure animée ; pouls dur, rare.

(Même prescription, plus six sangsues sur la
région épigastrique.)

Le 23, cessation du délire, mais continuation
des autres symptômes, et en outre, strabisme
qui paraît dépendre de la direction vicieuse
dans laquelle se trouve entraîné l'œil gauche.

Le 24, les maux de tête et de gorge cessent ;
il en est de même du délire ; le strabisme et
les douleurs épigastriques persistent, quoique

avec moins de force. Le malade vomit encore ;
mais plus rarement ; la peau conserve sa sé-,
cheresse ; le pouls est plus fréquent et plus développé ; une selle.

(Prescription : limonade, potion gommeuse
avec éther sulfurique demi-gros, lavemens camphrés, cataplasmes sur le ventre, quatre sangsues
à l'épigastre, deux gros de mousse de Corse
pour deux onces d'infusion.)

Le 25 , violent délire auquel succède un assoupissement profond ; cris presque continuels ;
langue rouge sur les bords et à sa pointe ; épigastre très-douloureux ; peau chaude et sèche ;
pouls fréquent et concentré une selle obtenue
par le moyen des lavemens.

On cesse l'usage de la mousse de Corse ; de
nouvelles sangsues ne sont point appliquées sur
le ventre ; du reste, même traitement.

Le 26, les symptômes sont les mêmes que le
jour précédent ; seulement ils offrent plus de
gravité.

(Prescription : limonade, potion gommeuse
avec éther sulfurique $\mathfrak{z} \beta$, lavemens camphrés,
cataplasmes sur le ventre, deux sangsues derrière
chaque oreille, un vésicatoire à une jambe.)

Le 27 , anéantissement des facultés intellectuelles ; continuation de l'assoupissement ; figure
pâle et décomposée ; strabisme plus marqué ;

mouvemens automatiques par lesquéls le malade cherche à attirer vers lui tous les objets qui l'environnent ; ses cris ont cessé ; son pouls est fréquent et petit ; depuis deux jours, pas de selle.

(Prescription : potion gommeuse avec éther sulfurique ℥ β, limonade, petit-lait, sinapisme à une jambe, cataplasmes émolliens sur le ventre.)

Le 28, respiration difficile ; sensations nulles ; yeux ternes et recouverts de mucosités ; pupilles dilatées ; pouls imperceptible. La mort a lieu à 11 heures du matin.

AUTOPSIE CADAVÉRIQUE, trente-six heures après la mort.

Crâne. Les enveloppes du cerveau ne présentent rien de particulier ; les circonvolutions cérébrales sont déprimées ; les ventricules latéraux dilatés, le droit sur-tout, et contiennent à eux deux quatre onces environ de sérosité limpide.

Thorax. D'anciennes adhérences unissent à gauche la plèvre pulmonaire à la plèvre costale ; du reste les poumons sont parfaitement sains.

Abdomen. La membrane muqueuse de l'estomac offre quelques rougeurs vers le bord supérieur de cet organe, sur-tout aux environs du pylore. L'iléon a sa membrane muqueuse aussi très-infectée dans une étendue de deux pieds à partir du cœcum, mais elle n'est épaissie dans aucun de ses points ; tout le gros intestin est rempli de matières dures et globuleuses ; le conduit digestif ne contient pas des vers.

Réflexions. Cette observation nous fournit un exemple remarquable de gastro-entérite déterminant une hydrocéphale aiguë, dont toutes les exacerbations coïncident parfaitement avec celles de l'affection primitive. D'abord, cet enfant a des vers qui lui causent des douleurs de ventre dues à l'irritation intestinale que fait naître leur présence dans le conduit digestif ; en vertu de la sympathie qui règne entre ce dernier organe et le cerveau, des douleurs de tête se font ressentir. Bientôt, l'intempérance du malade augmente son irritation intestinale, et avec elle s'accroît aussi celle de l'encéphale ; des vomissemens surviennent, ensuite le délire. Six sangsues appliquées sur l'épigastre diminuent l'inflammation intestinale ; le délire cesse. L'ensemble des symptômes et les vers que le malade a rendus déterminent le médecin qui le traite à lui administrer la mousse de Corse. Cette substance irrite sans doute davantage les intestins : « Car elle peut nuire, comme le dit M.

Barbier, lorsqu'il existe une extrême susceptibilité des organes digestifs, un état de phlogose
dans la cavité gastrique ou les intestins » : et
alors, malgré les quatre sangsues appliquées en
même temps sur l'estomac, les symptômes caractéristiques de la gastrite viennent mettre hors
de doute l'existence de cette affection. Ainsi,
sensibilité très-vive à l'épigastre ; vomissemens
fréquens ; rougeur de la langue à sa pointe et
sur les bords ; fréquence et concentration du
pouls ; chaleur et sécheresse de la peau ; en
même temps, les phénomènes qui dénotent l'irritation des organes encéphaliques, acquièrent
plus d'intensité ; aussi le délire prend non-seulement plus de force, mais devient continuel ;
et l'assoupissement, indice de l'épanchement
qui cause la mort du malade, lui succède.

OBSERVATION XXXV.

Huit ans; abdomen douloureux sur-tout vers l'épigastre; nau-sées; céphalalgie; fièvre; suspension presque totale des facultés intellectuelles; délire; quelques aphthes sur le bord droit de la langue; rougeur des piliers du voile du palais; constipation; toux; dévoiement; assoupissement; surdité; cris continuels; contraction des muscles de la face; augmentation de tous les symptômes; mort le 27e jour. — *Estomac distendu par des gaz; grande quantité de bile dans les intestins; plaques blanchâtres sur la membrane muqueuse de l'iléon, qui est épaissie et par-semée de petits points grisâtres; même altération dans le cœcum et le colon; vessie très-injectée; pleuro-pneumonie; infiltration d'un liquide séro-purulent dans l'arachnoïde; adhérences entre les deux lames de cette membrane près de la faux du cerveau; une once de sérosité limpide dans le ventricule droit.*

(Leclerq, *Diss. cit.*)

Jean-Baptiste Compas, âgé de huit ans, d'un tempérament sanguin, d'une assez bonne cons-titution, fut pris, il y a huit jours, de douleurs abdominales, accompagnées d'envies de vomir, de céphalalgie et de beaucoup de fièvre. Depuis l'invasion de ces symptômes, l'état du malade devint plus grave de jour en jour, et voici ce qu'aujourd'hui, 25 avril, on observe:

Rougeur de la face; céphalalgie intense; suspension presque totale des facultés intellec-tuelles; délire; dilatation des pupilles; langue humide et présentant quelques aphthes sur son bord droit; rougeur des piliers du voile du palais ; ventre douloureux dans sa totalité, et spécialement vers l'épigastre ; distension très-grande du tube digestif par des gaz ; constipation ; respiration facile ; toux fréquente ; pouls concentré et irrégulier.

(Prescription : limonade, mauve, émulsion ℥ iv, dix sangsues aux tempes, cataplasmes émolliens sur le ventre, deux sinapismes aux jambes, demi-lavement avec une décoction de racine de guimauve.)

26 Avril. Pendant la journée d'hier, grande agitation ; délire la nuit. Ce matin, même état à peu près ; le pouls a seulement perdu son irrégularité ; la toux persiste.

(Prescription: on ne revient pas aux sangsues; au lieu de lavemens émolliens, on donne des lavemens camphrés.)

Le 27, les mêmes symptômes persistent.

Le 28, même état.

(Vésicatoire à la nuque, glace sur la tête.)

Le 3o au matin, plaintes continuelles ; abattement ; le malade semble comprendre ce qu'on lui dit, mais il ne peut répondre aux questions qu'on lui adresse ; quant aux autres symptômes, ils sont sans changement. L'après-midi, Compas reconnaît les malades qui l'entourent, et leur parle assez sensément.

1er Mai. Le mieux d'hier n'a été que momentané. On cesse l'application de la glace sur la tête.

Le 2, assoupissement; surdité; cris continuels; décoloration de la face; pouls petit et peu fréquent; sueurs abondantes; le dévoiement a cessé depuis deux jours; du reste, même état. Il est à remarquer que, chaque soir, les symptômes nerveux offrent une sorte de rémission dans leur intensité.

(Prescription : limonade, infusion de fleurs de mauve, cataplasmes sur le ventre, trois lavemens dans lesquels on fait entrer en tout une once de poudre de quinquina et un demi-gros d'éther sulfurique.)

Le 3, la sensibilité du ventre paraissant plus grande que le jour précédent, on cesse d'avoir recours aux lavemens de quinquina pour revenir à ceux de mauve.

4 Mai. Hier soir, les symptômes, au lieu de perdre leur intensité, comme nous avons dit que cela arrivait depuis plusieurs jours, ont au contraire paru augmenter en gravité. Ainsi, assoupissement plus profond; surdité plus grande; contraction en dedans des muscles de la face; pouls dur et fréquent; constipation.

(Même prescription.)

5 et 6. Rémission dans quelques-uns des symptômes; surdité moins complète; assoupissement moins profond; peau moins chaude.

Le 7, les symptômes reprennent toute leur intensité ; face pâle ; traits tirés en bas et en dedans ; mouvemens spasmodiques des lèvres ; nez effilé ; sensibilité toujours exquise du ventre ; peau sèche et brûlante ; pouls petit et accéléré.

Le 8, regard fixe ; yeux larmoyans et couverts de mucosité ; face grippée, pâle à gauche, colorée à droite ; lèvres sèches et jaunâtres ; langue recouverte d'un enduit croûteux et d'un jaune orangé ; nausées et éructations ; ventre moins tendu, mais toujours douloureux ; diarrhée ; surdité plus grande ; anéantissement total des facultés intellectuelles ; peau brûlante et sèche ; pouls dur et fréquent.

Pendant les cinq jours suivans, le malade éprouve beaucoup d'agitation ; son pouls devient mou, dépressible ; la diarrhée augmente ; il meurt le 14 mai.

AUTOPSIE CADAVÉRIQUE, vingt-quatre heures après la mort.

Crâne. A l'ouverture de cette cavité, il s'écoule une assez grande quantité de fluide séro-purulent ; l'arachnoïde est infiltrée d'un liquide semblable à celui qui s'est écoulé ; quelques adhérences existent entre les deux lames de l'arachnoïde près de la faux du cerveau ; le ventricule droit de cet organe contient une once au moins de

sérosité limpide ; coupée par tranches, la substance cérébrale laisse suinter des gouttelettes
de sang.

Thorax. Hépatisation du lobe inférieur du
poumon droit ; inflammation de la portion de
la plèvre pulmonaire qui lui correspond, et exsudation à sa surface d'une matière purulente ;
adhérences des lobes du poumon gauche à la
plèvre costale et diaphragmatique.

Abdomen. Distension de l'estomac par des
gaz ; grande quantité de bile dans les intestins.
La membrane muqueuse de l'iléon offre quelques plaques blanchâtres, au milieu desquelles
elle est épaissie et parsemée de petits points
grisâtres, semblables à ceux qu'on pourrait faire
avec la pointe d'une épingle. Le cœcum et le
colon présentent des traces non moins remarquables de cette lésion.

La membrane muqueuse de la vessie est très-
injectée.

Réflexions. Devait-on, le jour où J.-B. Compas
fut introduit à l'hôpital, lui appliquer dix sangsues aux tempes ? Ne devait-on pas plutôt les
lui appliquer à l'abdomen ? En d'autres termes,
devait-on attaquer d'abord l'hydrocéphale aiguë
même réelle ? Ne devait-on pas plutôt attaquer
la gastro-entérite ? Enfin, convenait-il de com-

battre à la fois ces deux maladies par des moyens appropriés à chacune d'elles? Telles sont les questions que fait naître naturellement la lecture de cette observation.

Si nous ne consultions que les antécédens, la réponse serait facile à faire ; mais ne serait-ce pas trop s'écarter de la marche sévère qu'on doit suivre dans l'étude des faits? Serions-nous bien sûrs alors d'avoir rencontré la vérité? Serions-nous à l'abri de toute prévention ? Non. Comment arriver à la solution de toutes ces questions ? 1° par l'analyse des symptômes qu'a éprouvés le malade ; 2° par les résultats thérapeutiques.

1° *Analyse des symptômes.* Si, par la pensée, nous nous transportons au début de la maladie de J.-B. Compas, qu'y voyons-nous? que nous présente-t-elle ? des douleurs abdominales, accompagnées d'envies de vomir, de beaucoup de fièvre et de céphalalgie. Vainement on voudrait que la céphalalgie eût ici l'initiative ; vainement on chercherait à la faire dépendre d'une lésion cérébrale primitive. Mais ces douleurs abdominales, mais ces nausées, mais cette fièvre intense que le malade a d'abord éprouvées, qu'annoncent-elles ? évidemment une irritation des voies digestives. Cette céphalalgie elle-même vient encore en confirmer l'existence ; et c'est sur le *consensus* d'action que nous avons réconnu exister entre les organes encéphaliques et abdominaux , que nous fondons cette croyance. Première preuve : poursuivons.

Le malade, à son entrée à l'hôpital, présentait, je l'avoue , des symptômes cérébraux tellement intenses , qu'il était bien permis de les considérer comme dépendans d'une hydrocéphale aiguë, en ne s'en rapportant toutefois qu'à l'état actuel ; car si on se rappelle les premiers symptômes que nous avons notés , si on a sur-tout remarqué que Compas ne s'est décidé à entrer à l'hôpital que huit jours après la manifestation de sa maladie et à cause de sa gravité , on conçoit sans difficulté que tous ces phénomènes cérébraux étaient sympathiques de la phlegmasie gastro - intestinale. Vouloir soutenir l'opinion contraire , n'est-ce pas heurter toutes les lois physiologico-pathologiques? Peut-on , sans s'exposer au risque d'être accusé d'aveuglement ou de mauvaise foi , ne pas admettre l'existence d'une inflammation abdominale , quand on voit un malade se plaindre de violentes douleurs dans tout le ventre et spécialement vers l'épigastre ; qu'il présente des aphthes sur le bord droit de sa langue , de la rougeur dans les piliers du voile du palais ; une toux fréquente , qui a

reçu la dénomination de *gastrique*, etc. (1)?
Deuxième preuve.

2° *Résultats thérapeutiques*. Dix sangsues ont
été appliquées aux tempes le 25 avril. Quel en
a été le résultat? Dans la journée, le malade fut
très-agité ; il délira toute la nuit, et le lendemain
matin nulle amélioration: le pouls a seulement
perdu son irrégularité ; mais ne l'aurait-il pas
perdue également par toute autre saignée? Toujours est-il qu'on ne revint pas à l'emploi des
sangsues.

Le 27, l'état est le même ; il persiste jusqu'au 2 mai, où l'on fit usage de lavemens de
quinquina. Ceux-ci, qui étaient encore moins
rationnels que l'emploi des sangsues, vinrent
mettre dans tout son jour la phlegmasie gas-

---

(1) Cette toux est assez ordinairement accompagnée d'une ex-
pectoration claire, muqueuse, écumeuse, quelquefois mêlée
de stries de sang : ce qui en a souvent imposé aux praticiens,
en leur faisant diriger leurs ressources contre un phénomène
dont ils ne retrouvaient plus de traces à l'ouverture du cadavre,
lorsque le malade succombait. C'est à M. Broussais qu'appartient
la gloire d'avoir fait connaître la véritable étiologie de ce trouble
sympathique de la respiration ; il a pour caractère particulier
de ne point venir par quintes, comme dans les affections du
poumon, mais à des intervalles rapprochés et comme par
secousses. L'auscultation médiate fournit encore un excellent
moyen de reconnaître s'il y a ou non inflammation des organes
respiratoires.

trique , et prouver qu'elle avait eu l'initiative. Il est même très-probable qu'il n'existait point d'affection cérébrale lors de l'application des sangsues aux tempes. L'insuccès qui s'ensuivit convertit cette présomption en certitude. Je suis donc à me demander pourquoi , quand tout indiquait l'existence de la gastro-entérite , on n'a cherché à la combattre ni par les sangsues , ni par aucun autre moyen direct énergique ? Qu'en résulta-t-il ? Une complication cérébrale à laquelle le malade ne put résister. Mais , en supposant même l'existence de ces deux affections lorsque Compas entra à l'hôpital , pourquoi , à l'aide des signes commémoratifs qu'il est de la plus haute importance de ne jamais perdre de vue ; pourquoi, dis-je, ne pas attaquer de prime-abord la gastro-entérite , et ensuite l'hydrocéphale aiguë , mais de telle sorte que ce traitement eût été , pour ainsi dire , simultané ? Car si l'on veut, lorsque l'encéphale est irrité sympathiquement , combattre seulement l'irritation cérébrale, c'est vouloir la renouveler bientôt par la phlegmasie gastrique, si celle-ci n'a pas été attaquée avec des armes convenables.

Il est à remarquer qu'il y a dans cette observation un genre particulier d'altération pathologique qui commence à peine à être signalée

15.

par les auteurs : ce sont ces plaques blanchâtres
de 12 ou 15 lignes de diamètre , quelquefois
beaucoup plus longues que larges , trouvées
dans l'iléon , formées par un épaississement de
la membrane muqueuse , et couvertes d'un très-
grand nombre de petits points de couleur grisâtre, avec perte de substance , et semblant
résulter de la chute d'escarres infiniment petites, mais comprenant en profondeur la membrane muqueuse et musculaire des intestins. Les
idées que M. Denis a émises sur la formation
de ces plaques , sont , comme on le voit, les
mêmes qui se trouvent consignées dans cet
exemple, recueilli il y a sept ans environ. J'i-
gnore si cet auteur en avait connaissance lorsqu'il a publié son livre.

OBSERVATION XXXVI.

Quatre ans et demi; anorexie; douleurs abdominales; vomissemens; céphalalgie; expulsion d'un grand nombre de vers lombrics à diverses reprises; mouvemens convulsifs; évacuations
alvines copieuses; ventre dur, tendu; phlegmon au-dessous de
l'oreille droite; guérison. -- Rechute: symptômes d'affection
vermineuse et d'irritation abdominale; cris hydrocéphaliques;
aphonie; coma profond; mouvemens convulsifs du côté droit;
paralysie du côté gauche; mort le 22e jour. -- *L'abdomen ne*
fut pas ouvert à cause de la décomposition trop prononcée à l'ex-
térieur; adhérence de la dure-mère au crâne; épanchement de
sérosité dans les ventricules et dans le canal vertébral.

(Matthey, *Mémoire sur l'hydrocéphale, observ.* 20, *p.* 212.)

La fille Roy, âgée de 4 ans et demi, fut, dès
son bas âge, sujète aux douleurs de ventre et
aux vers.

Après une chute légère sur la tête, elle perdit
la gaîté et l'appétit; elle eut de fortes douleurs
d'entrailles, des maux de cœur, des vomissemens. Je vis la malade un mois après l'apparition
de ces symptômes (21 février 1804): elle avait
la face blême, les yeux éteints; le pouls fréquent, peu développé; elle se plaignait particulièrement de la tête; le ventre était souple, un
peu douloureux lorsqu'on le pressait fortement
avec la main. Elle avait rendu par la bouche et
par l'anus un grand nombre de vers lombrics, à
diverses reprises.

(Calomel et jalap.)

22. Évacuations alvines copieuses ; point de vers ; légers mouvemens convulsifs dans la soirée.

(Lait et eau de tilleul.)

23. Mêmes symptômes ; on a trouvé un ver lombric desséché dans son lit.

(Sirop vermifuge, infusion de petite absinthe.)

Du 24 février au 9 mars, les symptômes allèrent graduellement en s'améliorant ; les convulsions avaient cessé de se manifester depuis le 1er mars, mais le ventre était resté dur et tendu.

Le 10 mars, l'enfant demande à se lever.

Le 12, l'appétit, les forces, la gaîté reviennent ; large phlegmon au-dessous de l'oreille droite ; ventre souple.

Dès-lors, jusqu'au 29, la malade fut en pleine convalescence ; le phlegmon s'abcèda et fut méthodiquement pansé jusqu'à parfaite guérison : l'appétit devint excessif ; l'enfant sortait chaque jour et se livrait à tous les exercices, à tous les jeux de son âge, mais ses mouvemens de joie avaient une apparence convulsive.

Le 30 mars. Rechute. Symptômes d'affection vermineuse et mal de tête ; assoupissement.

(Calomel et jalap.)

4 Avril. Symptômes aggravés ; agitation durant la nuit ; refroidissement de toute la surface du corps ; douleurs de ventre ; abdomen tendu ; ténesme ; membres douloureux ; pouls fréquent.

(Lavemens émolliens, émulsion huileuse, huile de ricin, fomentations tièdes sur le ventre.)

Jusqu'au 16. Evacuations alvines copieuses, vertes, fétides ; ventre très-tendu ; mouvemens convulsifs.

(Solution de gomme adragant, acidulée par le jus de citron.)

Le 17. Évacuations modérées ; un ver lombric mort ; point de convulsions.

Le 19, à huit heures du soir, selles involontaires, blanchâtres (comme dans la jaunisse) ; assoupissement ; mouvemens convulsifs des yeux ; pupilles légèrement dilatées, oscillantes ; cris hydrocéphaliques ; traits du visage fort altérés ; le ventre paraît fort sensible au toucher.

(Bain tiède, vésicatoires, potion éthérée.)

Le 21. Perte de connaissance ; aphonie ; coma profond ; yeux contournés dans l'orbite ; pupilles très-dilatées ; mouvemens convulsifs du côté droit ; paralysie du côté gauche. Le soir, mort.

AUTOPSIE CADAVÉRIQUE.

Tête. Adhérence de la dure-mère au crâne ; épanchement de sérosité dans les ventricules et dans le canal vertébral.

Le tissu du cerveau était sain.

Poitrine. Poumon et cœur dans l'état naturel.

L'abdomen ne fut pas ouvert, à cause de la décomposition trop prononcée à l'extérieur.

Réflexions. Il serait, ce me semble, difficile d'admettre que l'hydrocéphale aiguë dépend ici d'une autre cause que de l'irritation intestinale. Mais, dira-t-on, cette chute sur la tête ne doit-elle pas en être regardée comme la cause véritable, la cause efficiente? La perte de la gaîté et de l'appétit, les douleurs d'entrailles, les maux de cœur et les vomissemens, ne prouvent ils pas en effet que l'affection abdominale est purement sympathique? Cette objection, plus spécieuse que solide, repose sur des données si équivoques, qu'elle ne saurait résister à l'examen même le moins sévère. Tout semble concourir à sa destruction: et l'âge de la malade, et les douleurs de ventre, et les vers qui la tourmentaient. Cette chute, fort légère d'ailleurs, n'est survenue qu'après qu'on eût reconnu et constaté les symptômes dont nous venons de faire l'énumération. Pourquoi alors ne pas la considérer comme une cause seulement prédisposante? Voilà son véritable rôle. On a beau torturer le fait, elle n'en a point joué d'autre. Ce qui le prouve, c'est que M. Matthey ne vit la malade qu'un mois après cet accident ; et il est à remarquer que, pendant ce long intervalle, elle ne s'est jamais

plainte de la tête. Or, je demande si le cerveau
dont la sensibilité est portée à un si haut degré,
serait resté 30 jours sans exprimer ses souffrances? S'il n'est pas, au contraire, plus raisonnable
de regarder la perte de l'appétit, les vomissemens,
etc., comme un résultat inséparable des douleurs
de ventre que la malade avait déjà signalées, et
qui étaient dues à la présence des vers, puisque
leur expulsion suffit pour déterminer la guérison? N'aurait-il pas été possible de prévenir la
rechute qui survint, ainsi que la terminaison
funeste qu'elle détermina, si on eût combiné
les anti-phlogistiques avec les vermifuges, mais
avec des vermifuges autres que le mercure et
le jalap, qui par leurs propriétés irritantes devaient nécessairement ajouter encore à la phlegmasie gastrique? Je n'hésite pas à le croire,
quoique l'abdomen n'ait pas été ouvert. Mais
s'il ne le fut pas, c'est que la décomposition
était trop prononcée à l'extérieur; et c'est cette
décomposition qui nous confirme dans cette
croyance.

OBSERVATION XXXVII.

Treize mois; anxiété; constipation; cris hydrocéphaliques; insomnie; ventre tendu; respiration très-laborieuse; mort le 13ᵉ jour. — *Intestins phlogosés; quatre invaginations le long du jéjunum et de l'iléon; cœur volumineux; les deux ventricules sont pleins d'un sang fluide et noir; adhérence de la dure-mère à la fontanelle supérieure; demi-once de liquide dans les ventricules supérieurs.*
(Matthey, *Ouv. cit., obs.* 21 , *p.* 215.)

Un enfant de 13 mois, encore à la mamelle, bien constitué, avait depuis deux jours la respiration un peu précipitée; d'ailleurs il paraissait tout-à-fait bien, il était gai et prenait le sein comme à l'ordinaire. Cependant, la mère inquiète alla consulter un pharmacien; celui-ci, après avoir examiné l'enfant, ne le jugea point malade; néanmoins il lui fit prendre un vomitif.

Le soir, je fus appelé : respiration très-précipitée; agitation; angoisses; urines rares; point de selles. (Le vomitif avait agi fortement le matin.)

Le lendemain. Cris hydrocéphaliques ; insomnie; pouls nul; urines supprimées; une selle dans la nuit; ventre souple.

(Un vésicatoire à la nuque, potion d'assa-fœtida, fomentations émollientes sur l'abdomen.)

A quatre heures du soir. Respiration très-laborieuse ; ventre tendu; pupilles légèrement dilatées, insensibles à l'impression de la lumière.

Le 3ᵉ jour. Mort à sept heures du matin.

Autopsie cadavérique.

Abdomen. Intestins phlogosés; quelques taches grisâtres sur une portion du cœcum ; quatre invaginations d'un demi-pouce et d'un pouce d'étendue, le long du jéjunum et de l'iléon. Les autres viscères étaient dans l'état naturel.

Thorax. Le cœur me parut plus volumineux qu'il n'est ordinairement à l'âge de 13 mois : les deux ventricules étaient pleins de sang fluide et noir. Le poumon était sain.

Tête. Le crâne scié et détaché parut d'une belle couleur rosacée : adhérence très-forte de la dure-mère à la fontanelle supérieure : demi-once environ de liquide dans les ventricules supérieurs.

Réflexions. Quand , d'un côté, on considère le peu de violence et de gravité, du moins apparentes, des symptômes que le jeune malade présenta au pharmacien qui fut consulté; quand, d'un autre côté, on les voit, au contraire, s'aggraver instantanément sous l'influence d'un vomitif, on ne peut attribuer l'hydrocéphale aiguë qu'à l'action de ce vomitif. Les efforts nécessaires pour opérer le vomissement , en déterminant l'afflux des liquides vers les parties supérieures , dûrent produire l'épanchement , ou le rendirent plus

considérable s'il existait déjà. Malgré toutes les
erreurs meurtrières dues à l'emploi des vomitifs, plusieurs praticiens ne cessent de les recommander dans l'hydrocéphale aiguë, comme dans
les autres affections cérébrales, afin d'établir
une dérivation sur la surface gastro-intestinale.
D'après les principes que nous avons posés,
et sur lesquels nous ne saurions trop insister,
on conçoit d'avance les résultats d'une pareille
méthode, soit qu'à l'exemple de Desault on
prescrive l'émétique en lavage, soit que, voulant imiter les Italiens, on ne le donne qu'à de
très-hautes doses. Sans élever des doutes sur les
succès que le célèbre chirurgien en chef du
grand Hospice d'Humanité de Paris peut en avoir
retirés, je ne puis m'empêcher de faire remarquer, qu'on n'est pas toujours sûr d'éviter les
vomissemens, quelque précaution qu'on ap-
porte dans la *division* du tartrate antimonié de
potasse. Mais supposons qu'il existe une hydrocéphale aiguë véritable avec ou sans altération
organique, et que cette substance se borne à
irriter la membrane muqueuse ; eh bien ! dans
ce cas encore, elle augmentera l'affection cérébrale, en vertu du *consensus* d'action de cette
membrane et de la méningine. Employé, d'après
la méthode de Rasori, l'émétique ne provo-
quera pas, j'en conviens, le vomissement, mais

il déterminera des gastro - entérites très-intenses , que même le malade ne peut quelquefois
révéler , parce que , son cerveau se trouvant
lésé , il ne perçoit plus , comme nous l'avons
déjà dit , les douleurs qu'elles produisent. Ainsi,
au lieu d'une seule maladie, il y en a deux qui
sont à peu près également dangereuses. En admettant à présent que l'inflammation gastro-
intestinale simule (et c'est ce qui arrive presque
toujours) l'hydrocéphale aiguë , il est aisé de
prévoir qu'en ayant recours à une pareille méthode , on ne peut qu'aggraver la phlegmasie
gastrique qui ne tardera pas à développer l'affection cérébrale ; c'est, pour parler le langage
de Sydenham , *jeter de l'huile sur le feu pour
l'éteindre* (1).

L'émétique a entraîné ici les dangers que
nous venons de signaler ; mais il existait en outre
un état morbide des intestins , connu sous le
nom d'*intus-susception* ou d'*invagination*, (car
ces deux mots sont synonymes), et sur la nature
duquel on n'a eu pendant fort long-temps que
des idées erronées. Grâce à l'anatomie patholo-

---

(1) On peut voir , dans les lettres sur l'encéphale et ses
dépendances par M. Lallemand , tout ce que ce judicieux observateur dit contre l'emploi des vomitifs.

gique , on sait aujourd'hui que ces invaginations ne sont que l'effet d'une irritation vive fixée sur le canal intestinal. M. Broussais dit même qu'on les rencontre dans presque tous les sujets morts de gastro-entérite aiguë (1).

Si l'on nous demandait comment il peut se faire que ce désordre mécanique puisse être le résultat de l'inflammation, et que le jeune malade qui fait le sujet de cette observation n'ait présenté , ni avant , ni pendant la maladie , aucun caractère propre à le faire reconnaître ; nous avouerions notre ignorance , en faisant remarquer que cela s'observe assez fréquemment. Louis rapporte avoir vu à la Salpêtrière un très-grand nombre d'enfans , dont la mort avait pour cause les accidens de la dentition, ou une affection vermineuse. Cependant on trouvait , en ouvrant le corps de ces enfans , deux , trois , quatre et même un plus grand nombre d'*intus-susceptions*, sans qu'ils eussent fait entendre la moindre plainte. Disons toutefois que les malades éprouvent ordinairement de vives douleurs abdominales, et que , quand elles sont méconnues , cela tient peut-être à la négligence ou au défaut d'attention.

Il ne s'agit plus actuellement que de savoir si

(1) Examen, p. 253.

les quatre invaginations, trouvées dans le jéjunum et l'iléon de cet enfant, ont concouru à
la production des désordres que l'ouverture du
crâne nous a laissé entrevoir. Notre réponse
est affirmative.

OBSERVATION XXXVIII.

Quinze mois; ventre volumineux, dur; diarrhée; nausées; toux;
  cris plaintifs; assoupissement; yeux tantôt sensibles, tantôt
  insensibles à la lumière; mouvemens spasmodiques des muscles
  de la face; coma profond; météorisme du ventre; convulsions;
  mort le 11e jour. — *Taches gangréneuses sur l'intestin iléon; in-*
  flammation des ganglions mésentériques; adhérence de la dure-
  mère au crâne; épanchement de sérosité sur toute la surface du
  cerveau.

       (Matthèy, *Ouv. cit.*, *obs.* 22, *p.* 217.)

L'enfant Rœsghen, âgé de 15 mois, avait insensiblement perdu la santé et l'embonpoint dont
il jouissait avant son sevrage. Il était sevré depuis deux mois, lorsque je fus appelé (le 10 août
1807) ; le ventre était volumineux, dur ; le malade avait la diarrhée, des envies de vomir, de
la toux, grimaces, gémissemens plaintifs continus. Les parens attribuaient ces symptômes
aux efforts de la dentition; nulle dent n'était
encore sortie.

(Un bain tiède, eau gommeuse édulcorée.)

Le 12. Symptômes aggravés ; ventre plus
tendu ; diarrhée plus abondante, blanchâtre ;
assoupissement: lorsqu'on éveillait le malade, il

fermait brusquement les yeux à l'approche de la lumière ; cette impression paraissait lui être pénible : mais toutes les fois que j'ai pu examiner à loisir les pupilles, elles m'ont paru se contracter. Néanmoins, les assistans m'ont affirmé que, par intervalles, l'enfant ayant les yeux ouverts ne faisait aucun mouvement des paupières et semblait ne point apercevoir les divers objets qu'on lui présentait, ou qu'on passait à dessein rapidement devant ses yeux : il avait effectivement le regard fixe.

(Magistère de bismuth et magnésie calcinée, vésicatoire à la nuque.)

Le 15. Symptômes améliorés : la diarrhée, les cris plaintifs, les mouvemens spasmodiques des muscles de la face semblent avoir cédé à l'emploi des remèdes prescrits le 12.

18. Retour de la diarrhée, des grimaces : assoupissement.

19. Coma profond ; pouls très-fréquent, petit ; météorisme du ventre.

20. Mêmes symptômes ; convulsions.

21. Mort à midi.

AUTOPSIE CADAVÉRIQUE.

Tête. Adhérence très-forte de la dure-mère au crâne, le long de la suture sagittale ; épanchement gélatineux sur toute la surface du cerveau ;

consistance mollasse du tissu cérébral, point
d'eau dans les ventricules; il s'en écoula une
petite quantité du canal vertébral.

Poitrine. Viscères dans l'état sain.

Abdomen. Deux ou trois petites taches gangréneuses sur une portion de l'intestin iléon,
mais aucune apparence de phlogose externe sur
tout le reste de l'étendue du canal digestif (1).
Les vaisseaux du mésentère étaient injectés,
très-rouges; la plupart des glandes mésentériques étaient également d'un rouge vif à l'extérieur, leur tissu durci; la teinte rougeâtre
pénétrait l'intérieur en s'affaiblissant par degrés jusqu'au centre; celui-ci formait un noyau
blanc, de la consistance d'une glande squirrheuse.

Réflexions. Voilà encore une affection encéphalique évidemment consécutive à une inflammation abdominale; je dis inflammation, parce
que l'état actuel de la science ne permet pas de
se servir du mot d'*obstruction des glandes mésentériques*, comme l'a fait M. Matthey. Il est
même étonnant que ce praticien ait pu l'employer à l'époque (1820) où il a écrit. D'ailleurs,
Boërhaave n'avait-il pas considéré l'obstruction

---

(1) Je regrette de n'avoir pas ouvert le tube intestinal dans la
plupart des cas d'hydrocéphale soumis à mon observation.
Note de M. Matthey.

comme le premier degré, comme le premier phénomène de l'inflammation? M. Broussais a prouvé, d'une manière sans réplique, que c'est à l'inflammation de la membrane muqueuse gastro-intestinale qu'est dû le gonflement des ganglions mésentériques, et que même ils ne sont affectés que dans les lieux qui correspondent à cette phlegmasie.

Il est digne de remarque que l'auteur de cette observation avait reconnu, mais un peu tard, l'influence des lésions abdominales dans la production de l'hydrocéphale aiguë.

OBSERVATION XXXIX.

Onze mois ; symptômes de pneumonie à gauche et d'inflammation de l'estomac ; vomissemens opiniâtres, déterminés par deux vomitifs ; agitation extrême ; stupeur ; insensibilité absolue ; respiration suspirieuse ; extrémités froides ; mort le 16e jour. — *Gastrite très-intense ; engorgement des ganglions mésentériques ; œsophagite ; méningite ; quatre onces de sérosité épanchée sur la surface du cerveau.*

(Observation recueillie par M. Lespagnol.)

Un enfant, âgé de 11 mois, entra à l'hôpital avec plusieurs symptômes de pneumonie à gauche et d'inflammation de l'estomac, tels que chaleur vive, langue rouge, constipation, cris continuels ; il était au 8e ou au 10e jour de la maladie. Le sirop et la poudre d'ipécacuanha furent administrés. Il survint des vomissemens abondans.

Le 11ᵉ jour : les vomissemens continuent et ne permettent aucune injection d'aliment dans l'estomac.

Le 12ᵉ jour : calme dans la journée ; mais le soir, exacerbation ; les vomissemens reparaissent avec opiniâtreté.

Le 13ᵉ jour : nouvelle dose de sirop et de poudre d'ipécacuanha. — Les vomissemens redoublent et s'accompagnent d'évacuations alvines. Le soir, agitation extrême ; stupeur et insensibilité presque complètes.

Le 14ᵉ jour : le mal fait des progrès ; insensibilité absolue ; yeux relevés sous la paupière supérieure ; respiration inégale, suspirieuse ; pouls presque insensible ; extrémités froides. — On applique des vésicatoires et des sinapismes qui font disparaître, en grande partie, les symptômes alarmans.

Le 15ᵉ jour : disparition complète de la stupeur ; la sensibilité se rétablit ; le pouls se relève ; il n'y a plus de vomissemens. — Nouvelle dose d'ipécacuanha.

Le 16ᵉ jour : le petit malade n'a pas eu la force de vomir, mais l'ipécacuanha a procuré beaucoup de selles involontaires ; tous les symptômes cérébraux qui avaient disparu sont revenus avec la plus grande intensité. Mort le matin.

Ouverture du cadavre.

Tête. Engorgement considérable de tous les vaisseaux cérébraux. — Epaississement et opacité de l'arachnoïde : elle contient entre ses deux feuillets à peu près quatre onces de sérosité roussâtre, répandue sur toute la superficie du cerveau, et de plus, plusieurs foyers purulens à la partie antérieure et supérieure de chaque hémisphère. — Ramollissement général de la pulpe cérébrale. — Point de sérosité dans les ventricules.

Poitrine. État normal.

Abdomen. Rétrécissement considérable de l'estomac qui n'est pas plus gros qu'un œuf d'oie. — Épaississement de la muqueuse qui est fortement replissée et rouge dans tous les points ; cette rougeur s'étend même dans l'œsophage, à deux travers de doigt au-dessus du cardia. — Nulle altération des autres viscères, si ce n'est un engorgement de glandes mésentériques.

Réflexions. L'enfant qui vient de fixer notre attention présenta, lors de son entrée à l'hôpital, des symptômes de pneumonie à gauche, et d'inflammation de l'estomac. Quelle était l'affection primitive, quelle était l'affection consécutive ? Voilà toute la question. La solution en

paraît embarrassante au premier abord ; mais
en examinant avec attention l'état du malade,
la chaleur de la peau, la rougeur de la langue,
la constipation, etc., cet embarras disparaît ;
et il est reconnu que la phlegmasie gastrique a
eu l'initiative. Que dis-je ? La nécroscopie nous
fait voir même les organes thoraciques dans
leur intégrité. Cette toux, dont nous avons parlé
dans un autre endroit, n'aurait-elle pas donné
lieu à cette méprise, qu'il eût été si facile
d'éviter par l'usage du stéthoscope ? On doit
donc sentir combien la chaleur et la sécheresse de la peau, la soif et la rougeur des orifices des muqueuses, méritent de fixer l'attention du praticien ; car, ne nous y trompons
point, c'est toujours, mais spécialement dans
l'enfance, que l'examen approfondi de ces symptômes nous conduit aux inductions les plus
lumineuses et les plus fécondes en heureux résultats. Si l'on voit tant de médecins marcher en
aveugles, c'est qu'ils ont perdu de vue cette
importante considération. Ici, par exemple,
on a prescrit deux vomitifs ; mais, où donc
étaient les indications ? Peut-être dans les vomissemens opiniâtres du malade, et l'on voulut
mettre en pratique cet axiome : *vomitus vomitu*
curatur. Qu'en résulta-t-il ? Une gastro-entérite
très-intense, qui donna naissance à une affection

cérébrale. Ici donc, comme dans plusieurs autres cas, nous prenons la nature sur le fait.

OBSERVATION XL.

Treize ans; nausées; vomissemens; céphalalgie intense; fièvre; vomissemens bilieux très-abondans à la suite d'un émétique; traits altérés; yeux fixes; lèvres d'un rouge brun; langue rouge; douleur épigastrique; tendance de la tête à se porter en arrière; anxiété très-grande; mouvemens convulsifs des membres; délire furieux; mort le 6e jour. — Gastro-entérite; adhérences anciennes dans les plèvres; méningite; six onces de sérosité albumineuse dans les ventricules latéraux; substance cérébrale généralement molle.

(Observation de MM. Mitivié et Deslandes (1).)

Paradis, âgé de 13 ans, d'une bonne constitution, éprouve tout-à-coup, le 17 mai 1816, des nausées, des vomissemens spontanés, une céphalalgie intense avec fièvre.

Le 19, un chirurgien lui administre un émétique qui provoque des vomissemens bilieux très-abondans sans procurer du soulagement.

Le 22, le malade entre à l'hôpital des Enfans.

Cinquième jour : face abattue ; traits altérés ; nez effilé ; yeux caves, fixes, ternes ; bouche à demi-ouverte ; lèvres d'un rouge tirant sur le brun ; dents sèches ; langue rouge et visqueuse ;

___

(1) MM. Parent-Duchatelet et L. Martinet ont consigné cette observation et la précédente dans leurs Recherc. sur l'inflam. de l'arachnoïde cérébrale et spinale, etc.

douleur et chaleur à l'épigastre ; vomissemens spontanés ; céphalalgie générale intense ; tendance de la tête à se porter en arrière ; anxiété très-grande ; mouvemens continuels pour changer de position ; de temps en temps, légers mouvemens convulsifs des membres ; peau brûlante ; le malade se plaint d'un sentiment de froid aux extrémités supérieures, quoique ces parties soient très-chaudes.

(Quatre sangsues derrière chaque oreille, glace sur la tête, sinapismes aux jambes, limonade nitrique, potion avec carbonate de potasse deux gros, et sirop de limon.)

Le soir du même jour, convulsions violentes ; délire furieux qui force d'assujétir le malade dans son lit ; face très-rouge ; yeux fixes, ternes, de temps à autre roulant dans les orbites ; lèvres brunâtres et gercées ; grincement des dents ; soif inextinguible ; la pression à l'épigastre fait jeter des cris au malade ; chaleur vive ; sueur abondante à la face ; artères temporales battant avec force.

(Vésicatoire à la nuque, glace sur la tête, deux sinapismes aux extrémités.)

Tous les accidens augmentent jusqu'à la mort, qui arrive à une heure du matin.

Ouverture du cadavre.

Tête. Arachnoïde enflammée dans toute son étendue; exsudation puriforme entre cette membrane et la pie-mère, plus abondante sur les parties latérales et la face supérieure que partout ailleurs. Cette membrane était un peu rouge à la base du cerveau. Six onces environ de sérosité floconneuse dans les ventricules latéraux. Mollesse de la substance cérébrale.

Poitrine. Quelques adhérences anciennes dans les plèvres.

Abdomen. Rougeur vive et inflammation de toute la muqueuse de l'estomac principalement vers le cardia. Inflammation moins intense de la fin de la muqueuse des intestins grêles. Injection de l'épiploon.

Réflexions. Dans cette observation , on voit les nausées , les vomissemens et la céphalalgie débuter en même temps , offrir une intensité à peu près égale , et s'aggraver dans une proportion semblable. Y avait-il deux affections ? On doit répondre négativement , si l'on se rappelle que la céphalalgie accompagne presque toujours les affections abdominales de quelque nature qu'elles soient, et que, seule , elle ne suffit point pour prononcer sur l'existence d'une affection

cérébrale. Il nous paraît donc impossible de la
considérer autrement que comme un symptôme
de l'irritation gastrique qui tourmentait le malade. Ce qui le prouve , c'est que jusqu'au 5ᵉ
jour , il ne se manifesta point d'autres symptômes cérébraux. Or , est-ce là , je le demande ,
la marche de la méningite ? Mais pourquoi le
5ᵉ jour , les symptômes de cette maladie fu-
rent-ils portés à un si haut degré? L'emploi
intempestif de l'émétique est là pour en rendre raison. Cet agent thérapeutique , dont
nous avons signalé les dangers dans les réflexions
de l'Observation XXXVII , sert à expliquer , en
même temps , pourquoi les symptômes offri-
rent une intensité à peu près égale , et s'aggra-
vèrent dans une proportion semblable. Il vint
enfin mettre dans tout son jour l'inflammation
de l'estomac et des intestins. Toutefois , malgré
l'intensité des phénomènes abdominaux , la gastro-entérite fut entièrement négligée. N'aurait-
il pas été possible , sinon de prévenir la mort ,
du moins de procurer une amélioration bien
sensible dans l'état général du malade , si l'on
eut dirigé simultanément des moyens thérapeutiques très-énergiques vers les cavités abdominale et encéphalique? Plusieurs faits analogues
nous portent à le croire.

OBSERVATION XLI.

Six ans et demi ; anorexie ; digestions laborieuses ; selles fréquentes ;. écoulement puriforme à l'oreille droite ; douleur frontale ;
vomissemens bilieux procurés par un vomitif ; dilatation des
pupilles ; léthargie ; strabisme ; convulsions violentes de tous
les membres ; conjonctives très-injectées ; mort le 10ᵉ jour. --
*Entérite très-intense ; adhérence du poumon droit avec la plèvre
costale, dorsale, sternale, et le médiastin ; épanchement de sérosité dans les ventricules latéraux, le troisième ventricule et la
cavité de la moelle épinière.*

(Observation recueillie par M. le docteur Trappe, *Bibliothèque
méd.,* tom, *XLII,* p. 73 à 75.)

Mˡˡᵉ R***, âgée de 6 ans et demi, d'une
constitution lymphatique, avait joui d'une bonne
santé jusqu'à l'automne dernier. A cette époque,
elle fut prise d'un rhume, perdit l'appétit,
l'embonpoint et les forces. Les pectoraux et les
béchiques lui furent vainement administrés. Les
digestions devinrent laborieuses et les selles
fréquentes. On fit usage de boissons toniques et
mucilagineuses sans aucun succès. Ensuite il se
manifesta à l'oreille droite un écoulement puriforme, pour lequel un vésicatoire fut appliqué
au bras.

Le 21 février 1813, l'enfant s'alita pour un
mal de tête qu'elle avait depuis quelques jours :
elle en indiquait le siége en portant la main au
front. Cette céphalalgie fit soupçonner un em-

barras gastrique ; l'ipécacuanha fut administré :
il y eut des vomissemens bilieux.

Le 22 , pouls , chaleur , langue , respiration
et sécrétions dans l'état naturel ; envie de vomir;
douleur de tête fixe et continue.

(Vésicatoire à la nuque.)

Le 23 , douleur de tête angmentant progressivement ; pouls intermittent.

(Sangsues au cou, fomentations froides sur la
tête , et le soir , sinapisme.)

Le 24 , langue jaune et pâteuse ; ventre souple et indolent au toucher ; décubitus facile ;
flexion constante des membres et du tronc. A la
visite du matin , 70 à 75 pulsations ; à celle du
soir , 100 par minute.

Le 25 , figure pâle ; pupilles un peu dilatées ;
85 à 90 pulsations régulières ; grande sensibilité
pendant le pansement des vésicatoires; une légère
évacuation. Le soir , violente céphalalgie ; application d'un large vésicatoire sur la tête.

Le 26, symptômes plus graves.

(Prescription d'un gros de pommade mercurielle pour frictionner les extrémités , et de
quatre grains de calomélas , mêlés avec deux
gros de sucre , et divisés en douze paquets pour
en donner un toutes les deux heures.)

Le 27 , figure alternativement pâle ou rouge ;
léthargie ; clignotement spasmodique ; pupilles

très-ouvertes , encore sensibles à l'impression
de la lumière.

(Calomélas et pommade mercurielle.)

Le 28, céphalalgie et strabisme continus ;
langue jaune ; carphologie et bâillemens fréquens.

(Calomélas et pommade.)

Le 1ᵉʳ mars , à chaque redoublement , excitation de la sensibilité ; forte céphalagie ; coloration des joues ; dilatation des pupilles ; pouls
fréquent ; trois selles poracées.

(Pommade mercurielle.)

Le 2 , 60 pulsations ; peu de chaleur à la
peau ; langue jaune et humide ; urine aqueuse ;
paupière convulsive et sensible au toucher ; strabisme ; doigts souvent portés à la bouche , au
nez et à la tête pour se gratter.

Le 3 , de onze à midi , lésion des facultés
morales ; trismus ; convulsions violentes de tous
les membres ; voix rauque ; strabisme ; conjonctives très-injectées ; joues colorées ; pupilles
très-dilatées et paralysées ; cris aigus en rendant
les derniers soupirs ; mort à 8 heures et demie.

Pendant la maladie , on fit usage de boissons
mucilagineuses , acides , amères et anti-spasmodiques.

AUTOPSIE CADAVÉRIQUE.

Tête. Veines cérébrales très-injectées ; trois décagrammes de lymphe épanchée dans les ventricules latéraux , le troisième ventricule , et la cavité de la moelle épinière.

Thorax. Organes de la cavité gauche sains ; adhérence du poumon droit avec la plèvre costale , dorsale , sternale et le médiastin , si forte qu'on ne pouvait les couper sans déchirer le tissu du poumon ; le sang et l'air devaient y circuler au dernier moment , parce qu'il avait beaucoup d'élasticité , et contenait beaucoup de sang.

Abdomen. Ulcération à la base de l'appendice cœcale , avec désorganisation du tissu de l'intestin ; adhérence de la pointe de cet appendice avec deux anses de l'iléon ; même ulcération à l'anse inférieure qu'au cœcum , et à la supérieure ; la tunique péritonéale était noire , et les autres saines. Cet intestin avait encore d'autres parties plus ou moins altérées. Ces lésions , marquées par des taches noires , étaient sans ou avec des ulcères fuligineux et fongueux : tous les autres organes parurent sains.

Réflexions. Il ne fallait pas un grand effort d'attention pour voir que M. R*** était atteinte d'une irritation intestinale ; mais comme on croyait à un embarras gastrique, l'ipécacuanha fut administré. A ce moyen irrationnel, on joignit encore le mercure. Peut-on s'étonner, après l'usage d'un pareil traitement, et de l'exaspération de tous les symptômes, et de leur funeste terminaison ?

OBSERVATION XLII.

Huit ans ; bonne constitution ; coup de pied sur la région rénale droite ; douleur dans cette partie ; valétudinaire depuis trois semaines ; céphalalgie ; vomissemens bilieux ; constipation ; langue gonflée, rouge ; anxiété ; abattement ; respiration suspirieuse ; délire ; somnolence ; mouvemens convulsifs dans les bras, les muscles de la face et des yeux ; affaiblissement gradué ; mort le 15e jour. -- *Gastro-entérite ; foie et reins gorgés de sang ; quelques ganglions bronchiques tuberculeux dans leur centre ; méningite de la base ; sérosité dans les ventricules.*

Marie-Louise Vitelle, âgée de 8 ans, d'un tempérament lymphatico-sanguin, bien conformée et paraissant d'une bonne constitution, fut amenée à l'hôpital le 2 avril 1824. Sa mère nous dit qu'elle était indisposée depuis trois semaines, et s'était plainte depuis peu de jours de douleur de tête ; que dès-lors elle avait eu des vomissemens, de la fièvre, et n'avait pas été à la garde-robe. Voici l'état dans lequel elle se trouvait lors de son entrée.

Face colorée ; peau chaude et sèche ; pouls

fréquent (120), assez développé; langue gonflée et rouge, blanche à sa base; abattement;
céphalalgie frontale. Je crus pouvoir attendre;
un pédiluve sinapisé lui fut donné, mais dans la
nuit la malade ne dormit point; la céphalalgie
augmenta, et les vomissemens bilieux se renouvelèrent.

Le 3, à la visite, mêmes symptômes que la
veille. De plus, douleur très-marquée dans la
région rénale droite, que l'enfant attribue à un
coup de pied reçu peu de jours avant. La toux
persistant, on examine la poitrine, qui est moins
sonore à droite; cependant la respiration s'y
entend bien sans râle.

(Hydromel, julep gommé, douze sangsues
à l'anus, cataplasme émollient sur l'abdomen,
lavement émollient, diète.)

Le sang coula abondamment, la céphalalgie
diminua; aucun autre changement ne se manifesta dans la journée; la nuit fut plus calme
que la précédente; on n'obtint pas de selle.

Le 4, mêmes symptômes généraux. La malade
accusa une douleur dans la région épigastrique
du côté droit; les urines sont jaunes et nuageuses,
sans pus, ni mucus.

(Même prescription, sauf les sangsues.)

Le soir, exacerbation; céphalalgie plus vive.

Le 5, abattement; *facies* souffrant; respiration irrégulière, de temps en temps suspirieuse; assise sur son lit, l'enfant se plaint d'avoir des étourdissemens ; elle se laisse retomber volontiers , se cache sous ses couvertures et accuse la douleur de tête de l'empêcher de dormir : point de râle dans toute l'étendue de la poitrine.

(Hydromel , julep gommé , huit sangsues derrière les oreilles. Sinapismes mitigés sur les coude-pieds.)

Le sang coule peu abondamment. Le soir , même état ; la nuit, insomnie.

Le 6 , réponses lentes , un peu de stupeur ; peau chaude ; pouls (120) régulier ; langue rose et gonflée ; ventre insensible ; point de selle , urines fortement sédimenteuses.

(Douze sangsues derrière les oreilles , glace pilée sur la tête dès que la face se colorera , sinapismes aux jambes.)

A cinq heures le sang coulait encore ; on fit une première application de glace, et les sinapismes furent placés ; la malade me dit souffrir moins de la tête. Une seconde application fut faite à sept heures ; l'enfant parut calmée ; mais dans la nuit , agitation , céphalalgie , cris, point de selle.

Le 7 , la somnolence augmente , face légèrement bouffie ; d'ailleurs , mêmes symptômes.

(Hydromel, douze sangsues derrière les apo-

physes mastoïdes , application de glace pilée sur
la tête, sinapismes mitigés, deux lavemens miel-
lés.)

A trois heures le sang coulait encore , l'enfant n'accusait aucune douleur ; la glace fut
appliquée ainsi que les sinapismes ; et le calme
persista jusqu'à sept heures ; alors les criailleries recommencèrent : une seconde application
fut faite , et l'enfant de nouveau calmée ; mais à
une heure du matin les mêmes accidens reparurent , et l'emploi des mêmes moyens procura
fort peu de soulagement ; l'enfant continua à
s'agiter , à se découvrir ; puis , vers le matin ,
parut s'assoupir.

Le 8, à la visite, somnolence, réponses lentes;
l'enfant se plaint encore de la tête et d'une
douleur abdominale vague ; d'ailleurs , mêmes
symptômes. On tente alors l'emploi de l'émétique. Quatre grains, dissous dans douze onces
de tilleul orangé , sont prescrits pour être donnés d'heure en heure par cuillerée à bouche.

Des vomissemens s'étant manifestés après la
quatrième dose, on discontinua la potion, qui
était d'ailleurs avalée avec beaucoup de peine.

La nuit, nouvelle exacerbation ; vers le matin
l'enfant s'assoupit.

Le 9, collapsus, pas de réponse ; bouche entr'ouverte ; langue humide et rose ; plaintes

lorsqu'on palpe le ventre ou même la tête; peau chaude ; pouls (120).

(Hydromel , saignée de pied ℥ iv, deux vésicatoires aux jambes.)

Cet état persista jusqu'à quatre heures. Alors l'enfant peut me répondre: elle me montre sa langue et me donne la main ; elle avale sans peine, et se plaint toujours de la tête et du ventre.

(Cataplasme émollient sur l'abdomen.)

Dans la nuit , délire loquace ; elle veut enlever ses vésicatoires ; on est obligé d'employer la camisole.

Le 10 , elle répète sans cesse qu'elle a froid , se plaint de ses jambes ; la peau est chaude ; le pouls fréquent ; la constipation persiste.

(Hydromel, lavement émollient, cataplasme sur l'abdomen.)

Le soir , moins d'agitation ; abdomen mou et insensible à la pression ; nuit calme.

Le 11 , somnolence ; mâchonnemens ; respiration plus irrégulière ; pouls toujours fréquent; l'enfant ne répond point , ne s'aperçoit pas de ce qui l'entoure.

(Sinapismes aux pieds.)

A midi , collapsus complet.

A deux heures , mouvemens convulsifs dans les bras, les muscles de la face et des yeux, qui durèrent peu.

Le 12, même état ; de plus, soubresauts des tendons ; contractions brusques des muscles de l'avant-bras ; pupilles insensibles, peu dilatées ; trismus ; peau chaude ; pouls (130) petit ; respiration accélérée.

Mort à onze heures, dix jours après son entrée, et le quinzième de la maladie.

EXAMEN DU CADAVRE vingt-quatre heures après la mort.

Embonpoint ordinaire ; bonne conformation.

Appareil sensitif interne. Dure-mère tendue, appliquée immédiatement sur le cerveau ; circonvolutions déprimées ; arachnoïde tout-à-fait sèche ; les membranes se détachent difficilement et entraînent çà et là quelques petites portions de substance corticale ; cerveau ferme, peu coloré ; une cuillerée de sérosité dans les ventricules, le droit se prolonge beaucoup plus en arrière ; plexus choroïdes pâles ; un peu de ramollissement vers les piliers postérieurs de la voûte, dans une très-petite étendue ; le cerveau enlevé avec précaution, on reconnaît une infiltration gélatiniforme et jaunâtre du tissu sousarachnoïdien avoisinant l'entrecroisement des nerfs optiques, les tubercules mamillaires, et la partie antérieure de la protubérance.

En outre, on trouve ce même tissu assez for-

17,

tement injecté en dehors du nerf olfactif gauche, et dans le même point la substance corticale est pointillée de rouge et paraît ramollie.

Tout le reste de l'encéphale est parfaitement sain.

Appareil respiratoire. Quelques ganglions bronchiques, gonflés et tuberculeux dans leur centre; granulations miliaires disséminées dans les deux poumons, par-tout crépitans.

Appareil circulatoire. Sain.

Appareil digestif. Œsophage sain ; muqueuse gastrique jaunâtre, sans ramollissement du corps muqueux, présentant plusieurs stries de pointillé rouge, très-marqué vers la grande courbure et le pylore ; muqueuse duodénale injectée, ainsi que l'intestin jéjunum, dans sa partie supérieure : pâle dans le reste de son étendue, la muqueuse de l'intestin grêle présente vers la valvule quelques plaques de Brunner boursouflées et rougeâtres.

Le gros intestin contient peu de matières fécales assez dures ; sa muqueuse est injectée en divers points ; ganglions mésentériques sains; foie assez gorgé de sang.

Appareil urinaire. Reins gorgés de sang ; uretères et vessie dans l'état normal.

Réflexions. « Dans cette observation on voit,

dit M. Sens (1) , la maladie entravée dans sa
marche par le traitement, mais récidivant peu
après avec une nouvelle force, et de plus en plus
difficile à combattre. On ne peut s'empêcher de
reconnaître une irritation gastro - intestinale ,
compliquée de méningite , qui fut évidemment
augmentée par l'emploi de l'émétique. C'est un
de ces cas où deux maladies coexistant et s'in-
fluençant réciproquement , on se voit forcé de
les combattre simultanément et de diviser les
moyens d'attaque , etc. »

Je ne me permettrai qu'une seule réflexion :
elle se rapporte au traitement. La maladie a été
entravée dans sa marche par les moyens mis
en usage , mais elle a reparu bientôt avec une
nouvelle force , et s'est montrée de plus en
plus rebelle. Cela ne tient-il pas évidemment à
ce que l'on n'a point assez insisté sur le traitement de la gastro-entérite ? Aussi a-t-on cherché
vainement à combattre l'affection encéphalique.
Si les symptômes cérébraux ont été remplacés
par un bien-être remarquable , toutes les fois
qu'on a appliqué des sangsues sur les apophyses mastoïdes , de la glace pilée sur la
tête , etc. , ce calme n'a été que momentané ,
ainsi qu'on peut s'en convaincre en jetant un
instant les yeux sur l'observation. Pouvait-il en

(1) Ouv. cit., obs. 3e, pag. 14 et suiv.

être autrement quand on laissait, pour ainsi dire, dans toute sa force, la cause efficiente de l'affection cérébrale ? Le moyen, je dirai même l'unique moyen pour réussir, consistait donc, selon nous, à attaquer avec plus d'énergie, mais sur-tout avec plus d'opiniâtreté, la gastro-entérite. Que de victimes n'arracherait-on pas à la mort, si tous les médecins étaient bien pénétrés de cette vérité !

OBSERVATION XLIII.

Cinq ans ; vomissemens bilieux ; assoupissement ; constipation ; cris perçans après l'ingestion des liquides ; respiration irrégulière ; symptômes d'irritation gastro-intestinale ; mouvemens convulsifs dans les muscles de la face et des membres supérieurs ; collapsus ; renversement de la tête en arrière ; roideur tétanique ; mort le 12ᵉ jour. — *Gastro-entérite ; cystite ; adhérences anciennes des plèvres droites ; phlegmasie des ganglions bronchiques ; méningite de la base.*

(M. Senn, *ouv. cit.*, *obs.* 4ᵉ, *p.* 22.)

Adèle ***, âgée de 5 ans, fut apportée à l'hôpital le 19 juillet 1824 ; elle avait été prise, huit jours auparavant, de vomissemens bilieux et de douleurs de tête assez fortes pour lui arracher par instans les hauts cris. Vingt sangsues avaient été placées en trois fois sur la région épigastrique ; et, depuis trois jours, elle était tombée dans un assoupissement assez profond et n'avait point eu d'évacuations alvines.

Pendant la nuit qui suivit son entrée, on

chercha en vain à lui faire avaler quelques cuillerées de tisane ; chaque tentative lui arrachait
des cris perçans.

Le 20, à la visite, nous la trouvâmes dans
l'état suivant : décubitus sur le dos ; demi-col-
lapsus ; face colorée ; peau chaude et sèche ;
pouls assez développé, fréquent (120) ; respiration irrégulière, de temps en temps suspirieuse ; assise sur son lit, l'enfant ne peut point
avaler et paraît très-excitable ; sa tête est renversée en arrière ; la langue est fort sèche,
rouge, noirâtre ; criailleries dès qu'on palpe
l'abdomen. — *Diagnostic :* Gastro-entérite ; méningite de la base ; seconde période.

(Saignée de la jugulaire $\mathfrak{Z}$ vj, hydromel,
cataplasme sur l'abdomen.)

La saignée calma l'enfant, qui peut alors
répondre par oui et non ; la face est moins
colorée, le pouls moins fréquent ; elle peut se
tenir assise et avaler quelques cuillerées de sa
tisane ; la sensibilité abdominale est toujours
très-vive.

A midi, on applique dix sangsues sur l'abdomen, et, après leur chute, un large cataplasme
émollient.

A quatre heures, le sang coule encore ; le
regard est plus naturel ; l'enfant a beaucoup
moins crié ; la langue est moins sèche ; le ventre

peu sensible ; la nuit se passe sans agitation ; le matin, une évacuation.

Le 21 , assoupissement ; pupilles dilatées, oscillant irrégulièrement ; globes oculaires de temps en temps dirigés en haut ; pouls (110) peu développé ; peau naturelle ; langue gonflée, humide.

(Dix sangsues derrière les oreilles, émulsion ℥ viij , cataplasme sur l'abdomen.)

Le soir, mouvemens convulsifs légers dans les muscles de la face et des membres supérieurs : dans la nuit, ils augmentent chaque fois que l'on cherche à faire boire l'enfant.

Le 22 , collapsus ; renversement de la tête en arrière ; roideur tétanique ; peau naturelle ; pouls petit, irrégulier (116) ; respiration très-irrégulière , presque entièrement abdominale ; oscillation des pupilles, qui sont dilatées, surtout la droite.

(Vésicatoires aux jambes , sinapismes aux pieds.)

Cet état persiste ; les mouvemens convulsifs reparaissent dans la soirée et se renouvellent dans la nuit. La respiration s'embarrasse de plus en plus , et la malade meurt à trois heures du matin, trois jours après son entrée, et le douzième de la maladie.

EXAMEN DU CADAVRE vingt-six heures après

la mort. — Bonne conformation ; embonpoint médiocre.

Appareil sensitif interne. Arachnoïde céré-brale sèche ; un peu de sérosité infiltrée dans le tissu sous-arachnoïdien. On observe le long des vaisseaux principaux des membranes qui recouvrent les hémisphères , de petites plaques lenticulaires formées par du pus concret. Ces plaques sont plus nombreuses à gauche , et si-tuées dans le tissu sous-arachnoïdien. La partie supérieure des hémisphères est saine ; les ven-tricules ne contiennent que quelques gouttes de sérosité limpide ; on n'observe aucune trace de ramollissement des parties moyennes ou des parois ventriculaires.

A la base du cerveau se remarque une infil-tration gélatiniforme au pourtour de l'entre-croisement des nerfs optiques et des tubercules mamillaires , ainsi qu'une forte injection des membranes le long de la scissure de Sylvius gauche. Très-épaissies dans ce point, elles en-traînent avec elles quelques portions de subs-tance corticale ; à droite, elles sont saines ; mais à la partie postérieure de l'hémisphère gauche , les membranes adhèrent à la tente du cervelet et à la substance cérébrale : dans ce point , on rencontre deux petits corps jaunâtres, pisiformes, autour desquels la substance corticale paraît

un peu ramollie ; ces petits corps , placés dans
le tissu sous-arachnoïdien , sont ramollis à leur
centre. Le cervelet, le mésocéphale et le prolongement rachidien , sont dans l'état normal.

Appareil respiratoire. Muqueuse bronchique
injectée ; ganglions bronchiques développés et
fort rouges ; adhérences anciennes des plèvres
droites ; poumons crépitans, parsemés de petites
granulations miliaires très-distinctes , sur-tout
dans le droit.

Appareil digestif. Œsophage sain ; estomac
distendu par des gaz et quelques mucosités ; sa
muqueuse est striée de bandes blanchâtres , sur
lesquelles le corps muqueux n'existe plus ; celui-
ci est ramolli dans toute la partie gauche de ce
viscère , et s'enlève avec la plus grande facilité;
les vaisseaux qui rampent entre les tuniques
sont injectés , et çà et là la muqueuse offre
du pointillé rouge.

Duodénum et intestins grêles dans l'état normal ; muqueuse de la valvule et du cœcum très-
injectée ; cryptes développés ; le colon présente
çà et là de l'injection.

Ganglions mésentériques rougeâtres ; on en
trouve un ou deux tuberculeux vers le colon
descendant ; foie sain ; sa vésicule contient deux
onces de bile verdâtre.

Appareil urinaire. Reins et uretères sains ;

deux plaques jaunâtres , environnées d'un cercle
d'un rouge très-vif , existent vers le bas-fond
de la vessie ; elles paraissent être formées par
du pus infiltré dans le corps muqueux.

Autres organes sains.

Réflexions. Ce cas est remarquable par le
traitement actif et méthodique à la fois , qui
fut employé pour combattre la gastro-entérite
et la méningite dont la jeune Adèle se trouvait
atteinte. Si l'on n'en retira pas tout le succès
qu'on était, en quelque sorte, autorisé à espérer,
c'est que l'association de ces deux maladies ,
également graves , rendit impuissantes les ressources de l'art. Mais l'amélioration qui en
fut le résultat, ne nous fait-elle pas concevoir
tout ce qu'on peut attendre, dans des cas moins
graves , d'une thérapeutique aussi prudemment
combinée ? Je ne m'arrêterai point à prouver
l'existence primitive de la gastro-entérite : elle
est suffisamment reconnue. Ce qu'il importe
d'examiner ici , c'est le traitement auquel on
eut recours avant d'amener la malade à l'hôpital, parce qu'il nous servira à expliquer l'insuccès de celui mis en œuvre après son entrée.
Pendant les huit jours qui précédèrent cette
époque , on avait appliqué en trois fois vingt
sangsues sur la région épigastrique , dans l'in-

tention de dissiper les vomissemens bilieux et les
douleurs de tête qui tourmentaient cette enfant.
Si celles-ci n'eussent été qu'un symptôme de
l'irritation gastrique , nul doute qu'elles n'eussent cédé à ces émissions sanguines. Mais il est
évident que la méningite s'était déclarée (1) , et
qu'on ne pouvait se flatter d'un succès complet
qu'en attaquant simultanément ces deux phlegmasies ; car , toutes les fois qu'on s'attachera
à en combattre une seulement , celle au progrès
ou au développement de laquelle on ne s'opposera
pas d'une manière directe , renouvellera bientôt
l'autre. Or, voilà ce qui a eu lieu dans ce cas ; et
cette proposition, qui peut être regardée comme
un véritable axiôme pratique , nous explique et
le peu de succès des vingt sangsues appliquées en
premier lieu sur l'épigastre , et la continuation
des inflammations gastro-intestinale et encéphalique , diagnostiquées par le médecin qui exa-
mina la malade.

---

(1) Si l'on se rappelle ce que nous avons dit relativement
aux dangers qui résultent des efforts nécessaires pour déterminer l'acte du vomissement, on conçoit que les vomissemens
continuels qui avaient lieu , durent singulièrement hâter le développement de l'irritation cérébrale.

OBSERVATION XLIV.

Onze ans et demi; faible constitution ; pneumonie et entéro-colite chroniques; vomissemens; céphalalgie; irrégularité de la respiration; collapsus ; vive sensibilité des tégumens; affaiblissement gradué ; mort le 10e jour. — Pneumonie chronique et gastrite chronique passées à l'état aigu ; méningite de la base ; encéphalite des parties moyennes ; épanchement ventriculaire.

(M. Senn, *ouvr. cit.*, obs. 10e, *p.* 59.)

Thérèse Arrouard, âgée de onze ans et demi, entra, pour la seconde fois, à l'hôpital des Enfans, le 5 octobre 1824. Pendant les quatre jours qu'elle y était restée le mois précédent, on avait reconnu une pneumonie chronique gauche ; douze sangsues avaient été appliquées sur ce côté, puis un vésicatoire ; mais ses parens ayant voulu l'emmener, on n'avait pu guère juger de l'effet produit par ces moyens ; voyant qu'elle ne guérissait point chez eux, ils nous la ramenèrent dant l'état suivant :

Maigreur extrême ; peau sèche et pâle, peu développée ; langue rouge sur les bords, pâteuse vers son centre ; un peu de dévoiement ; en examinant la poitrine, on reconnaît du râle muqueux et sous-crépitant en arrière et en bas des deux côtés.

(Solution de gomme arabique, julep gommé, diète, vésicatoire au bras.)

On observe peu de changement les jours suivans.

Le 10, vomissement de matières bilieuses ; peau chaude et sèche ; pouls (120) ; langue recouverte d'un enduit jaunâtre. La malade avait mangé un gâteau en cachette.

(Mauve , diète absolue.)

Le 11, céphalalgie sus-orbitaire droite ; pouls (108) irrégulier ; respiration pas sensiblement altérée ; pas d'évacuation. On craint une méningite ; mais, la malade étant très-faible, on attend encore.

Le 12 , somnolence ; abattement ; peau très-chaude; face colorée; pouls peu développé (125). La malade accuse une douleur frontale , et paraît fatiguée par les questions ; elle craint la lumière ; la respiration est irrégulière et de loin en loin suspirieuse ; la toux augmente la douleur de tête ; l'épigastre est très-sensible à la pression ; constipation.

(Hydromel , julep gommé , dix sangsues sur l'épigastre , cataplasme émollient, sinapismes aux pieds.)

Le sang coule assez abondamment ; le soir , la céphalalgie est beaucoup moins forte ; nuit calme.

Le 13 , pas de douleur; réponses justes, faciles ; peau chaude ; pouls (115) ; respiration assez régulière ; pas de soif ; une évacuation ; toux.

(Hydromel, looch blanc, pédiluve sinapisé.)

Cette amélioration se soutient pendant les vingt-quatre heures.

Le 14, la somnolence reparaît ainsi que la douleur de tête ; nausées ; fréquence du pouls ; évacuations.

(Solution de gomme arabique, douze sangsues sur l'abdomen, sinapismes mitigés aux pieds.)

Le sang coule sans procurer de l'amendement.

Le 15, mêmes symptômes ; de plus, injection forte des conjonctives autour de la moitié inférieure des cornées ; vive sensibilité à la lumière ; langue gonflée, rouge ; *sensibilité des tégumens du tronc ;* grande irascibilité ; on n'ose pas revenir aux moyens actifs.

(Vésicatoires aux jambes.)

Le 16, respiration très-irrégulière ; pouls petit (115) ; les cornées paraissent ramollies inférieurement, sur-tout la droite.

Le 17, les symptômes s'aggravent ; l'enfant pousse des cris aigus dès qu'on la touche ; le ramollissement des cornées augmente ; les pupilles sont très-dilatées, sur-tout la droite ; le soir, peu de sensibilité, collapsus ; dans la nuit, agitation.

Le 13, même état ; on fait suppurer les vésicatoires.

Le 19, membres supérieurs roides ; sensibilité du tronc ; l'affaiblissement augmente, et la
malade s'éteint sans convulsion, à deux heures
de l'après-midi, au dixième jour de la maladie.

EXAMEN DU CADAVRE vingt heures après la
mort.

Dernier degré de maigreur ; émaciation.

Appareil sensitif interne. Arachnoïde entièrement sèche ; circonvolutions déprimées également des deux côtés. Vers la partie moyenne
de l'hémisphère droit et le long des vaisseaux
principaux des membranes, on aperçoit de
petites plaques jaunâtres, formées par du pus
infiltré dans le tissu sous-arachnoïdien ; cerveau
injecté et ferme. En incisant par tranches minces
l'hémisphère gauche, on sent une fluctuation
profonde ; le ventricule ouvert, il s'écoule cinq
onces de sérosité limpide, qui provient en partie
de celui du côté opposé, car ils communiquent
entre eux et avec le troisième ; la cloison, la
commissure des couches optiques et les piliers
antérieurs sont ramollis, fortement pointillés
de rouge. A la base du cerveau existe une infiltration gélatiniforme et purulente du tissu sous-
arachnoïdien, qui occupe sa partie moyenne,
les scissures de Sylvius et les environs du hiatus de Bichat. Dans tous ces points, les mem-

branes sont épaissies , opaques et granulées.
Le mésocéphale, le cervelet et le prolongement
rachidien sont parfaitement sains.

Appareil respiratoire. Adhérences anciennes
des plèvres gauches ; ganglions bronchiques
volumineux et tuberculeux ; poumon gauche
hépatisé daus sa moitié inférieure ; il contient ,
ainsi que le droit , beaucoup de tubercules
miliaires.

Appareil circulatoire. État normal.

Appareil digestif. Muqueuse gastrique d'un
jaune clair, parsemée de stries blanches, formées
par le derme à nu , le corps muqueux étant
détruit dans ce point et ramolli dans d'autres ;
muqueuse des intestins grêles assez fortement
injectée ; ceux-ci, revenus sur eux-mêmes, contiennent quelques matières bilieuses.

Muqueuse des gros intestins injectée par plaques et sans velouté ; ganglions mésentériques
développés ; quelques-uns sont tuberculeux.

Foie gorgé de sang ; bile poisseuse dans la
vésicule ; rate, pancréas et autres viscères abdominaux dans l'état sain.

Réflexions. « Dans cette observation qui se
rapproche beaucoup de la XLII⁰, nous voyons,
dit M. Sens , l'inflammation des membranes
du cerveau débuter sous l'influence de l'irrita-

tion gastrique, produite par un écart de régime,
puis céder momentanément ; cette irritation
étant combattue, pour reprendre ensuite avec
plus de force, se compliquer d'encéphalite et
amener la mort. La faiblesse du sujet ayant
empêché de persister dans l'emploi des saignées,
il est impossible que ce soit à cette circonstance que nous devions d'avoir trouvé les parties
moyennes, quoique ramollies, fortement pi-
quetées de rouge ; car, chez tous les autres
malades plus vigoureux et largement saignés,
la couleur n'était point altérée, et ce pointillé
rouge n'existait pas. Ce cas vient bien à l'appui
de ceux qui regardent tous les ramollissemens
comme suite de l'inflammation, les symptômes
ayant été parfaitement semblables à ceux observés dans le cas où le ramollissement des
mêmes parties a été rencontré sans injection. »

Certes, il serait difficile de présenter des
réflexions qui fussent plus en harmonie avec
notre manière de voir : voilà ce qui nous a engagé à les transcrire littéralement.

———

OBSERVATION XLV.

Trois ans ; valétudinaire ; vomissemens bilieux ; céphalalgie ; constipation; collapsus; respiration irrégulière; tête renversée en arrière, inclinée à droite; trismus ; rétraction des muscles droits; mort le 16e jour. — *Ramollissement de l'estomao et de l'œsophage ; ganglions mésentériques tuméfiés , rouges ; pneumonie tuberculeuse; méningite de la base ; encéphalite légère des hémisphères sur-tout à gauche et des parties moyennes ; épanche-ment ventriculaire.*

(Senn, *ouv. cit.*, obs. 12e , p. 70.)

Henriette Léman , âgée de 3 ans , fut apportée à l'hôpital des Enfans , le 11 juillet 1824 , dans l'état suivant :

Collapsus ; respiration embarrassée , irrégulière ; lèvres couvertes d'écume ; mâchoires fortement rapprochées ; tête renversée en arrière ; yeux tournés en haut ; pupilles dilatées , insensibles ; cornées obscurcies , recouvertes d'un enduit muqueux ; pouls petit (130) ; peau chaude. Sa mère nous apprit qu'elle était malade depuis quinze jours ; qu'elle avait eu des vomissemens bilieux répétés , et s'était beaucoup plainte de la tête ; qu'un médecin appelé avait fait administrer un vomitif qui avait produit peu d'effet ; qu'enfin elle était constipée depuis plusieurs jours et sans connaissance depuis quatre seulement. Regardant la mort comme inévitable et très-prochaine , je me con-

18

tentai de faire appliquer des sinapismes très-
chauds sur les extrémités inférieures ; aucune
boisson ne put être administrée à cause de l'impossibilité où l'on était de la faire avaler.

Le 12, même état à peu de chose près ; les
muscles droits de la face paraissent plus ré-
tractés ; l'enfant pousse des cris plaintifs lorsqu'on cherche à écarter les paupières ; la tête
est fortement renversée en arrière et inclinée
à droite ; respiration bruyante ; bientôt râle
trachéal, et mort à sept heures, vingt-huit
heures après l'entrée, au seizième jour de la
maladie.

EXAMEN DU CADAVRE quarante heures après
la mort.

Cadavre bien conformé, sans embonpoint,
ne présentant pas de trace de putréfaction.

Appareil sensitif interne. Arachnoïde fort
sèche, luisante ; vaisseaux des membranes gorgés de sang, sur-tout à gauche ; là, le tissu
sous-arachnoïdien est fortement injecté dans le
fond des anfractuosités.

On ne peut enlever ces membranes sans déta-
cher de petites plaques formées par la substance
corticale, qui paraît ramollie ; la substance
blanche paraît saine dans les deux hémisphères ;
les ventricules latéraux contiennent deux à trois

onces de sérosité légèrement trouble ; le septum, la voûte à trois piliers sont ramollis , diffluens, ainsi que les parois postérieures des ventricules ; ces parties sont traversées par des vaisseaux rouges assez nombreux , et les couches optiques sont dans l'état normal.

Le cerveau enlevé , on aperçoit à sa base une infiltration gélatineuse, séro-purulente, du tissu sous-arachnoïdien , qui se trouve aux environs de l'entrecroisement des nerfs optiques et dans toute l'étendue de la scissure de Sylvius gauche. Dans tous ces points les membranes sont épaissies et très-consistantes ; la même altération s'observe vers le hiatus de Bichat. Autres parties de l'encéphale saines.

Appareil respiratoire. Adhérences intimes et anciennes des plèvres gauches ; injection de la muqueuse bronchique ; lobe supérieur du poumon gauche , farci de gros tubercules et de cavernes , hépatisé en arrière ; poumon droit sain.

Appareil digestif. Œsophage sain jusqu'à trois pouces du cardia ; là , on observe un ramollissement de toutes ses membranes dans une étendue de deux pouces environ ; elles sont changées en une matière gélatiniforme , rosée , présentant l'apparence de la colle demi-liquide.

Une altération semblable se remarque vers la

grande courbure de l'estomac ; on reconnaît
facilement que l'altération a commencé par la
face interne, car elle y est beaucoup plus étendue qu'à l'extérieur ; à peine reste-t-il çà et là
quelques traces du corps muqueux, dans toute
la moitié gauche de l'estomac, tandis que la
séreuse est changée en gélatine dans l'étendue
d'un pouce carré seulement ; on aperçoit, dans
l'épaisseur de cette substance gélatiniforme, des
vaisseaux contenant de petits globules noirs qui
paraissent formés par du sang altéré ; les intestins grêles présentent çà et là quelques plaques
de Brunner boursoufflées et de l'injection.

Ganglions mésentériques, avoisinant la valvule, tuméfiés et rouges ; autres organes sains.

Réflexions. Si l'on pèse bien la valeur des
symptômes que présenta d'abord H. Léman, on
sera forcé d'admettre que l'inflammation gastro-
intestinale a préexisté à celle de l'encéphale et
de ses dépendances ; préexistence au reste que
viennent pleinement confirmer les recherches
d'anatomie pathologique. Ainsi, l'ouverture du
cadavre nous fait voir un ramollissement gélatiniforme considérable de l'œsophage, qui n'est
qu'une extension d'une altération semblable de
l'estomac ; car ce premier organe s'altère si
rarement, que lorsqu'il présente des lésions

organiques, on est sûr d'en rencontrer de pareilles dans le second.

Il serait peut-être inutile d'observer que,
pour arriver au point d'effectuer le ramollissement gélatiniforme, l'inflammation parcourt
successivement divers degrés, et se présente sous
plusieurs formes dont la dernière est ce même
ramollissement qui est presque toujours le prélude des perforations qu'on appelle spontanées.
Si les symptômes propres au ramollissement
gélatiniforme restèrent inaperçus, c'est que la
méningite et l'encéphalite, au développement
ou aux progrès desquelles dut beaucoup contri-
buer l'émétique donné en ville, avaient fait des
progrès tels, qu'elles voilèrent entièrement ceux
de cette altération abdominale, qui d'ailleurs,
nous devons le noter, ne se manifestent pas toujours d'une manière assez sensible pour pouvoir
être appréciés. Si, comme l'ont irrévocablement
prouvé les recherches d'anatomie pathologique,
le ramollissement gélatiniforme n'est que le
résultat d'une inflammation chronique, il devient dès-lors impossible de concevoir qu'il eût
pu exister dans le cas qui nous occupe ; attendu
que l'affection cérébrale, qu'on chercherait
vainement, d'après cela, à considérer comme
primitive, n'a duré que seize jours,

OBSERVATION XLVI.

Onze ans; valétudinaire ; roideur convulsive générale; renversement de la tête en arrière; mouvemens convulsifs de la langue,
des bras; gémissemens inarticulés; coma; mort le 3e jour. --
*Perforation de l'estomac ; épanchement de quatre à cinq onces de
matière liquide, visqueuse et brune entre le foie, la rate, le dia-
phragme et l'estomac ; rougeur dans la membrane folliculaire des
intestins ; méningine crânienne et rachidienne phlogosée ; vaisseaux de la surface de l'encéphale gorgés d'un sang demi-concret;
caillot de sang autour du mésocéphale.*

(Observation recueillie par M. le professeur Chaussier (1).)

Au mois de septembre 1817 , un enfant de
11 ans est admis à l'hôpital pour une chorée.
On l'en guérit ; mais il reste faible et mal portant. Au mois de janvier suivant, invasion subite
d'une roideur convulsive générale ; renversement de la tête en arrière ; yeux immobiles ;
iris contractile à la lumière ; mouvemens convulsifs de la langue , des bras ; gémissemens
inarticulés : deux jours se passent dans des alternatives de convulsions et de coma. Le troisième,
l'enfant meurt.

AUTOPSIE CADAVÉRIQUE.

Tête. Les vaisseaux de la surface de l'encé-

_____

(1) Cette observation se trouve consignée dans les considérations
médico-légales sur les érosions et perforations spontanées de l'estomac, p. 169 et 170; par le docteur Laisné.

phale sont gorgés d'un sang demi-concret ; la méningine crânienne et rachidienne est rouge ; un gros caillot de sang existe autour du méso-céphale , et comprime les nerfs optiques et mo-teurs des yeux.

Poitrine. État normal.

Abdomen. Il existe , à la partie postérieure de l'hypocondre gauche , un épanchement de quatre à cinq onces de matière liquide , vis-queuse et brune entre le foie , la rate , le dia-phragme et l'estomac. Le foie est sain ; mais la rate et le diaphragme , dans les portions qui correspondent à l'épanchement , sont dé-pouillés du péritoine ; et , de ce côté , l'esto-mac offre une large perforation. Ce viscère est affaissé , aminci , mollasse vers l'ouverture. Celle-ci , située à la partie gauche de l'extré-mité diaphragmatique , est ovalaire , et a trois pouces de diamètre ; les bords en sont minces , muqueux et mous ; dans quelques points , l'éro-sion de la muqueuse était plus prolongée ; en d'autres, c'était celle de la séreuse qui anticipait. Les intestins contractés , affaissés , offraient quelques légères rougeurs à leur membrane fol-liculaire.

Réflexions. L'influence de l'estomac sur le cerveau est ici tellement prononcée, que si on s'en fût tenu à l'examen des symptômes, on aurait considéré ce dernier organe comme étant seul lésé ; mais l'ouverture du cadavre vient encore, dans ce cas, déposer en faveur d'une opinion qui, comme on voit, a pour base l'observation la plus scrupuleuse des faits. La chorée qu'éprouva le malade quatre mois avant sa mort, n'était-elle pas due à un état phlegmasique des organes digestifs, lequel aurait préludé à la perforation de l'estomac que la nécropsie fit découvrir? Le laconisme qui existe dans cette observation commande impérieuse-ment le doute ; mais si la prudence ne permet pas de faire une réponse affirmative sur ce point, il est, on peut le dire, très-probable que si l'enfant est resté faible et jouissant d'une mau-vaise santé , c'est qu'il portait déjà le germe de cette maladie funeste et jusqu'ici peu observée. Mais on nous demandera peut-être : comment se fait-il qu'un délabrement aussi considérable n'ait été indiqué par aucun de ces phénomènes que lui ont assignés les auteurs ? Je l'ignore ; et tout ce que je peux dire , c'est que cela arrive assez fréquemment. Gérard a consigné, dans son Mémoire, publié en 1803, sur les perforations de l'estomac, une observation qui a la plus grande analogie avec celle-ci. L'enfant dont il y est question présenta tous les signes d'une *fièvre cérébrale aiguë* ; il mourut le troisième jour. A l'ouverture du cadavre , on trouva dans le cerveau une rougeur des méninges , et , dans l'estomac , une perforation ovalaire de trois pouces d'étendue. Jaeger et plusieurs autres mé-decins , notamment M. Balme (1) , ont vu aussi des désordres encéphaliques très-intenses, sans avoir pu soupçonner une affection quelconque de l'estomac. La nécropsie leur montrait ensuite des perforations plus ou moins larges dans cet organe.

Si nous examinons maintenant la ressemblance qui existe entre ces cas et ceux où le ramollis-sement de l'estomac a été en rapport avec l'hy-drocéphale aiguë, nous verrons que ces exemples doivent porter à restreindre l'assertion , que l'absence des symptômes qu'on regarde comme caractéristiques de cette altération de l'estomac, n'est pas suffisante pour en faire nier l'existence. Il se peut, en effet, que les réactions ordinaires qui nous font reconnaître l'état maladif de ce viscère, ne puissent plus se distinguer, ou n'aient même pas lieu lorsque le cerveau, étant lésé pro-fondément , a perdu sa sensibilité.

_____

(1) Voy. Journ. de Méd., 1687, p. 246.

OBSERVATION XLVII.

Quatre ans ; douleurs abdominales ; rougeole remplacée par une diarrhée accompagnée de fièvre ; accidens cérébraux ; rougeur de la face ; froid des extrémités inférieures ; assoupissement profond ; ventre météorisé ; sécrétions supprimées ; mort le 12ᵉ jour. — *Plaques d'un rouge vif sur la surface de la membrane muqueuse de l'estomac ; ramollissement gélatiniforme ; perforation de cet organe ; plaques rouges et ulcérations vers la valvule iléo-cœcale ; ganglions mésentériques engorgés et rougeâtres ; rougeur dans les bronches, les valvules sygmoïdes et les artères aorte et pulmonaire ; arachnoïde rouge, granulée ; sérosité dans le tissu cellulaire qui unit cette membrane à la pie-mère.*

(Observation recueillie par M. Desruelles , *Journal universel des Scienc. méd.*, *t. XIX*, *p.* 245.)

Le 25 juillet 1818 , je fus appelé pour donner mes soins à une petite fille de quatre ans qui se plaignait , depuis dix jours , de douleurs au ventre. Cette enfant avait éprouvé les *prodromes d'une phlegmasie éruptive ;* la rougeole avait paru quelques jours après ; mais une diarrhée , accompagnée de fièvre , l'avait remplacée sous l'influence d'un régime échauffant auquel sa mère l'avait soumise. J'ordonnai six sangsues sur l'épigastre (on n'en mit que deux), des lavemens , des boissons pectorales , un bain tiède qui ne fut point donné.

Le lendemain , tous les accidens s'étaient exaspérés ; le pouls avait augmenté de fréquence ; le ventre était plus douloureux ; je prescrivis de nouveau huit sangsues sur l'épigastre (on n'en mit que quatre) ; un bain qui fut donné soulagea beaucoup la malade.

Le soir, des accidens cérébraux s'étant développés avec rougeur à la face et froid des extrémités inférieures, je fis appliquer deux sangsues derrière chaque oreille. Ces accidens se dissipèrent ; mais, le jour suivant, la malade était plus mal. On appela en consultation le docteur Récamier ; le pouls était vif, fréquent ; la langue rouge et sèche, la soif très-grande, l'assoupissement profond, la peau brûlante, le ventre météorisé ; on remarquait sur les joues et les lèvres quelques boutons semblables à ceux de la rougeole. Nous convînmes de mettre deux sangsues derrière les oreilles et deux à l'anus. Cette saignée locale amena du calme ; il y eut une selle copieuse ; la rougeole se manifesta sur la surface du corps, excepté aux extrémités inférieures.

Vers le soir, les boutons s'effacèrent ; l'assoupissement et la fréquence du pouls revinrent : la glace fut inutilement appliquée sur la tête. M. Récamier proposa les affusions d'eau froide de la tête aux pieds. A la seconde irrigation, le pouls diminua de fréquence, l'assoupissement céda, mais le ventre resta ballonné ; les affusions d'eau froide furent répétées toutes les quatre heures. La rougeole se manifesta de nouveau, *marcha avec régularité ;* et la malade touchait au moment de la convalescence, quand, le 3o, le pouls redevint très-fréquent, le ventre se météorisa, l'assoupissement fut très-prononcé, toutes les sécrétions se supprimèrent. Nous apprîmes bientôt que la mère, effrayée de la diète *sévère* à laquelle nous soumettions son enfant, lui avait fait prendre du *bouillon* et du *vin.*

Tous les moyens dont nous avions retiré tant d'avantage furent de nouveau employés ; un mieux sensible en fut le résultat ; mais *un verre de bouillon* donné à notre malade ramena tous les accidens : les sangsues, les affusions d'eau froide, les vésicatoires aux jambes, aux cuisses, derrière les oreilles, les sinapismes aux pieds, ne purent tirer l'enfant de l'état dans lequel l'avait jetée cette dernière imprudence.

Le 6 août, elle était généralement froide ; sa figure était décomposée ; et le 7, à sept heures du matin, elle expira, après un calme de deux heures, pendant lequel elle ouvrit les yeux et parut délivrée de toute souffrance.

AUTOPSIE CADAVÉRIQUE.

Tête. L'arachnoïde, qui tapisse la portion du

cerveau correspondante à la fosse temporale
interne , était rouge , granulée ; au-dessous de
cette membrane , le tissu cellulaire qui l'unit
à la pie-mère contenait de la sérosité ; il n'y
en avait pas dans les ventricules cérébraux , ni
dans le canal rachidien.

Poitrine. Les organes de la poitrine paraissaient sains , à l'exception des bronches , des
valvules sygmoïdes et des artères aorte et pulmonaire , qui étaient rouges.

Abdomen. L'estomac était flasque ; vers le
bas-fond , on apercevait une portion , de la
grandeur d'une pièce de six francs , qui était
réduite en une gelée molle , fluante , d'une couleur grisâtre , laquelle offrait une ouverture
peu considérable ; au-dedans de l'estomac , elle
avait le même aspect ; ses bords étaient iné-
gaux, frangés , d'un rouge noirâtre ; on remarquait sur la surface de la membrane muqueuse
des plaques d'un rouge vif.

La membrane muqueuse de l'iléon était rouge
dans plusieurs points , sur-tout vers la valvule
iléo-cœcale , où l'on voyait des plaques rouges
et de petits ulcères. A ces portions correspondantes des intestins , les ganglions mésentériques étaient engorgés et rougeâtres ; le foie
volumineux ; la vésicule biliaire contenait une
bile fluide et d'un jaune blanchâtre.

Réflexions. On vient de voir une fille de quatre
ans éprouver les prodromes de la rougeole ,
dont elle ne tarde pas à être atteinte. Dix jours
avant, elle s'était plainte d'une douleur abdominale. Le régime échauffant auquel on la sou-
mit favorisa le développement de l'irritation
intestinale , qu'aggrava encore l'application de
deux sangsues à l'épigastre , toujours en vertu
de cette éternelle loi *ubi stimulus, ibi fluxus.*
Cela est si vrai, que le lendemain tous les symptômes étaient exaspérés. Le soir , la tête se prit ;
bientôt les phénomènes cérébraux furent d'une
remarquable intensité. La malade succomba en
peu de temps à cette funeste complication.

Comme l'observation XVe , celle-ci est un
exemple frappant de la facilité qu'a la gastro-
entérite à récidiver, et du danger inévitable que
courent les malades , lorsque , par un zèle in-
discret , les parens n'obtempèrent pas religieu-
sement aux ordres du médecin.

Il y a , sur-tout dans ce cas, un point qui ,
dans l'état actuel de la science , m'a paru offrir
un intérêt tel , que j'ai cru devoir y arrêter un
instant l'attention de mes lecteurs. Autant de
fois on parvint , par le moyen des anti-phlogistiques , à calmer les symptômes de l'irritation
épigastro-abdominale , autant de fois l'éruption
cutanée reparut. Cet exemple se trouve donc en

opposition avec les idées de certains médecins,
qui, entraînés par la doctrine de M. Broussais,
ont avancé qu'il était possible de prévenir les
diverses affections exanthématiques, en attaquant directement et avec énergie les phlegmasies des viscères. On ne peut, sans doute, qu'ap-
plaudir à ces idées; mais ne serait-il pas té-
méraire de se prononcer en leur faveur sur de
simples assertions, et sur des faits rares ou peu
détaillés, et par cela même insuffisans pour
donner une entière conviction? Toutefois, on
nous comprendrait mal, si l'on pensait que nous
voulons exclure du traitement des éruptions
cutanées l'application des sangsues sur la région épigastrique : telle ne fut jamais notre idée.
Nous n'ignorons pas, en effet, que, dans presque
toutes les affections de la peau, il y a, ainsi que
l'avait remarqué Baglivi, et comme une observation attentive le démontre tous les jours, une
irritation plus ou moins intense des membranes
muqueuses gastrique et pulmonaire, qu'on voit
cesser ou au moins diminuer considérablement
dès que l'éruption est achevée. Partant de cette
idée, on peut bien alors, dans certains cas,
faire des saignées locales pour modérer l'inflammation interne, la traiter même, si elle
est très-prononcée, comme si l'éruption ne

devait pas avoir lieu, ainsi que M. Desruelles (1)
en a fait la juste remarque ; mais, lorsque la
maladie ne sort pas des limites que tous les bons
observateurs lui ont tracées, n'est-il pas plus
rationnel de favoriser cette éruption salutaire,
dépurative même , que de la prévenir ?

OBSERVATION XLVIII.

Quatre mois; dartres sur la face et les mains quelques jours
après la naissance; constipation habituelle; diarrhée violente ;
somnolence invincible; mouvemens latéraux et continuels de
la tête; chaleur et rougeur de cette partie; mort. -- *Perfo-*
ration au bas-fond de l'estomac ; plaques rouges dans l'iléon ;
ganglions mésentériques très-développés ; épanchement de sérosité
entre l'arachnoïde et la pie-mère.

(Observation recueillie par M. le docteur Desruelles; *Journal*
cité, même volume, p. 343.)

Il se manifesta des dartres sur la face d'un
enfant quelques jours après sa naissance , bientôt
les mains en furent couvertes. Cet enfant fut
nourri par sa mère jusqu'à l'âge de quatre mois;
à cette époque on le sevra , et il fut nourri avec
le lait de chèvre. Appelé pour lui donner des
soins, je fis appliquer deux vésicatoires derrière
les oreilles ; je veillai à maintenir à l'extérieur
la dartre qui s'y trouvait ; je combattis la cons-

----

(1) Voy. Mém. déjà cité, Journ. génér. de Méd., t. LXXVII ;
p. 2o3.

tipation habituelle , au moyen de lavemens et
de légers purgatifs amers. Jusqu'à l'âge de six
ans et demi , l'enfant jouit d'une assez bonne
santé ; mais, à cette époque , il fut pris d'une
diarrhée violente que je calmai avec des adoucissans : la dartre s'effaça en partie ; quelques
bains animés avec le sulfate de soude la firent
reparaître. J'établis un vésicatoire au bras pour
remplacer ceux des oreilles qui avaient cessé
de suppurer. Après plusieurs alternatives de
constipation et de diarrhée , l'enfant fut tout-
à-coup frappé d'un froid glacial , avec altération
extrême du pouls ; somnolence invincible ; mouvemens continuels de *latéralité* de la tête qui
était brûlante et rouge, sur-tout au cuir chevelu.
Je fis appliquer les sangsues derrière les oreilles,
la glace sur la tête ; je fis plonger les jambes
dans un bain sinapisé , mettre des cataplasmes
chauds aux pieds ; enfin , dans l'espoir de rappeler les dartres , on irrita les parties sur lesquelles siégeait l'affection herpétique. Je n'obtins
aucune amélioration. Je proposai aux docteurs
Auvity et Récamier , appelés en consultation,
de fouetter ces parties avec des orties fraîches ;
tous nos soins furent superflus ; l'enfant mourut
dans une agonie cruelle , trente heures après
l'invasion de la maladie.

Autopsie cadavérique (1).

Tête. Épanchement de sérosité entre l'arachnoïde et la pie-mère.

Poitrine. État normal.

Abdomen. Perforation au bas-fond de l'estomac , de la grandeur d'une pièce de cinq francs; il restait encore attaché aux bords de cette perforation une substance pulpeuse d'un blanc grisâtre ; les bords étaient amincis , déchirés ; la membrane muqueuse de l'estomac était rouge seulement aux environs de la perforation ; les dernières portions de l'iléon offraient des plaques rouges, et les glandes du mésentère étaient très-développées.

Réflexions. La somnolence invincible , les mouvemens latéraux continuels , la chaleur et la rougeur de la tête , que les auteurs se sont plu à signaler comme appartenant essentiellement à l'hydrocéphale aiguë , pouvaient bien induire en erreur en faisant supposer que ces symptômes dénotaient une affection de l'encéphale , qui avait non-seulement une existence réelle , mais encore idiopathique. Cependant ,

---

(1) Elle fut faite en présence de MM. Dupuytren , Récamier et Auvity.

pour la considérer comme telle , il aurait fallu
faire abstraction de cette diarrhée violente qui
avait long-temps auparavant tourmenté ce malade ; il aurait fallu sur-tout ne pas se livrer à
des recherches d'anatomie phathologique ; car
les traces non équivoques d'inflammation, trouvées dans l'iléon et les ganglions mésentériques,
mais principalement la perforation du fond de
l'estomac , ne permettent point d'élever le
moindre doute sur la préexistence de l'altération abdominale.

Ce n'est point assez de constater , soit par
l'analyse des phénomènes observés pendant le
cours d'une maladie compliquée , soit par l'autopsie cadavérique , l'organe primitivement
affecté ; il faut encore remonter à la cause de
cette affection. Dirons-nous, à cet égard, avec
M. Desruelles , que le travail perforatif de
l'estomac dépend de la répercussion de l'affection herpétique sur cet organe ? Devons-nous ,
au contraire, avec M. Cruveilhier, qui a trans-
crit aussi cette observation , l'attribuer au sevrage prématuré et à la diarrhée ?

Avec ce dernier , je pense bien que le sevrage prématuré a joué le plus grand , le premier rôle même dans la production de cette
maladie ; la fréquence des affections auxquelles
les enfans se trouvent alors exposés, dépendant,

en général, de l'excès ou de la mauvaise qualité
des alimens , en vertu de l'irritation trop vive
qu'ils déterminent dans les organes digestifs.
Cela s'observe sur-tout chez les enfans du peuple ;
c'est là qu'on voit à tout instant leurs mères se
hâter de les habituer à une nourriture à laquelle
leur estomac n'est point fait encore , afin de se
soustraire plutôt aux soins de la maternité. Or ,
voilà ce qui arrivera tant qu'on ne mettra pas
une juste proportion entre la quantité des alimens et les forces de l'estomac. Ne pas vouloir
en convenir , ce serait se refuser à l'expérience
et à l'observation de tous les temps et de tous
les lieux ; on s'est convaincu , en effet, que c'est
pour s'être écarté de la marche de la nature ,
pour n'avoir pas usé de tous les soins , de toutes
les précautions nécessaires , qu'on voit la plupart des enfans , respectés par les premières
maladies de l'enfance , périr à l'époque du sevrage. Parmi les exemples nombreux qu'on
pourrait fournir à l'appui , je me contenterai de
citer le suivant. Spigel rapporte que la femme
d'un imprimeur de Bologne , qui avait eu plusieurs enfans , les avait fait tous périr en leur
donnant trop tôt et sans gradation une nourriture solide. Je borne là ces réflexions ; les
étendre autant que pourrait l'exiger le haut
intérêt que présente cette importante matière ,

serait m'écarter un peu trop de mon sujet ;
mais, quoique très-courtes, celles que je viens
de présenter me paraissent néanmoins suffisantes
pour faire sentir que le meilleur moyen d'éviter
les écueils que nous avons signalés, consiste à
ne priver les enfans de leur première nourriture
que d'une manière insensible, parce que leurs
organes digestifs ne peuvent jamais sans danger
passer brusquement d'un état à un autre.

D'accord avec M. Cruveilhier relativement à
l'influence que le sevrage a dû exercer sur le
développement de la maladie abdominale qui
nous occupe, le serons-nous de même sur la
diarrhée ? non. N'est-il pas, en effet, plus
probable, plus rationnel, de ne voir dans cette
diarrhée qu'un simple accident et non une cause
efficiente ? Ce qui nous porte à la considérer
comme telle, c'est qu'elle ne se manifesta qu'à
six mois et demi. Or, si on fait attention à
l'âge auquel l'enfant fut sevré (à quatre mois),
à ce que nous disions il n'y a qu'un instant par
rapport à ce même sevrage, et aux purgatifs amers qu'on employa jusqu'à son apparition, il nous semble que toutes ces causes durent
déterminer une forte irritation dans l'estomac,
qui amena insensiblement la perforation de cet
organe, dont la diarrhée fut le résultat. Il est
en outre très-important d'observer qu'on par-

vint à la calmer à l'aide des adoucissans ; qu'elle fut même remplacée par la constipation. Je demanderai donc si la suppression de la diarrhée n'était pas plutôt due au calme procuré à l'estomac par les moyens dont il vient d'être fait mention? Dans les cas nombreux de phthisies chroniques avec diarrhée colliquative , qui font périr les malades à l'ouverture desquels on trouve presque toujours une ulcération de la muqueuse intestinale , cette diarrhée peut-elle en être considérée comme la cause productrice ? Cette idée n'a jamais été , que je sache , émise par personne : on ne voit là qu'un symptôme de l'irritation intestinale , irritation qui est alors purement sympathique.

Quant à M. Desruelles , il considère , au contraire , la disparition de l'affection dartreuse , comme la cause de la perforation de l'estomac. Que cette répercussion soit venue ajouter à la gravité de la maladie abdominale , je ne vois là qu'un fait noté par tous les observateurs ; mais , d'une cause accidentellement aggravante, vouloir en faire une cause efficiente, voilà ce que je crois être en droit de contester. L'enfant était sevré depuis plus de deux mois et demi, et en proie à une diarrhée violente dont l'usage des adoucissans avait triomphé , lorsque la dartre commença à s'effacer en partie ; mais quelques bains animés avec le sulfate de soude la firent bientôt reparaître. Or, je demande si à ce que nous avons dit plus haut on joint une analyse exacte de l'état du malade ; si, dis-je, il sera encore possible d'accuser l'affection herpétique seulement ?

Ces mots *dartre répercutée*, *rétropulsion des humeurs*, ne seront pas, je le sais bien, du goût de tout le monde ; ils ne sont plus de mode aujourd'hui (1), du moins pour ceux qui font tout dépendre de l'organisation, et qui disent : sans organisation point de vie ; sans vie point de maladie. Or, nous ne reconnaissons, ajoutent ces solidistes outrés, aucune organisation dans les humeurs ; donc, elles ne vivent pas ; donc, elles ne sont jamais malades. Ce n'est point ici le lieu de réfuter cette argumentation ; mais je ne puis m'empêcher de leur demander comment ils conçoivent que les humeurs qui sont aux solides dans le corps humain comme 6 : 1, puissent, dans un tel état de mortalité, être compatibles avec un sixième vivant ? La simple raison nous paraît donc réclamer en faveur de la vitalité des humeurs ; mais en supposant que les solides fussent seuls lésés, je leur demanderai encore s'ils croient

---

(1) On y revient cependant, parce que l'observation l'emporte toujours sur la prévention et la mode.

que ces humeurs restent dans l'économie animale , pendant 30 , 40 , 50 ans , un siècle
même , sans s'altérer , et sans obéir aux agens
physiques ou chimiques , comme tous les corps
inanimés répandus dans la nature ? Il est cependant reconnu de tout le monde , que le corps
humain ne peut se soustraire à l'action des agens
destructeurs qui l'environnent , qu'en vertu des
forces vitales qu'il a en sa puissance. Or , si les
humeurs en étaient véritablement privées , elles
seraient passibles d'un plus grand nombre d'altérations. Cette conséquence , rigoureusement
déduite des principes des solidistes, est , comme
on le voit , on ne peut plus contraire à leur
théorie. Il est aisé de s'apercevoir , d'après ce
simple énoncé, combien le solidisme , quoique
fondé sur des preuves irrécusables , peut, considéré d'une maniere exclusive , donner lieu
à de fausses inductions (1). Les solidistes ont
eu donc très-grand tort de rompre avec les
humoristes , et plus grand tort encore de les
poursuivre avec l'arme du ridicule. Il faut réu-
nir les solides et les fluides: c'est le vœu de
tous les bons esprits ; et comment les séparer
dans l'étude de l'économie animale où toutes

_____

(1) On n'a , pour s'en convaincre , qu'à jeter un regard sur les
ouvrages des humoristes et des solidistes.

les parties , tant en physiologie qu'en pathologie , sont dans une dépendance mutuelle , où
tous les phénomènes s'enchaînent et peuvent
être tour-à-tour causes et effets : c'est ce qu'exprimait Hippocrate , en comparant le corps
humain à un cercle où on ne voit ni commencement , ni fin. En réunissant ainsi les élémens
qui entrent dans la composition de notre corps ,
on a l'avantage de rendre raison de tous les
faits ; avantage que n'ont jamais eu et que
n'auront jamais les humoristes ou les solidistes
exclusifs , parce que la vérité ne saurait appar-
tenir à une théorie qui n'embrasse pas tous les
faits dont les rapports avec elle sont établis par
la nature même des choses.

A moins de vouloir tout confondre et de ne
plus s'entendre en médecine , nous sommes donc
autorisé à dire qu'une dartre s'est répercutée
sur l'estomac, lorsqu'un malade, atteint de cette
affection du système cutané, viendrait à éprouver
subitement une vive inflammation de la muqueuse
gastrique. On peut d'autant moins se refuser à
admettre cette explication, que, dans beaucoup
de cas, il y a identité de nature et ressemblance
parfaite entre la maladie interne et la maladie
externe. Ainsi Morgagni (*Epist.* 59 , *art.* 20)
rapporte , d'après Baillou et Riolan , que, l'estomac ayant été trouvé assiégé d'exanthèmes

dans un cas où l'on soupçonnait un empoisonnement, peu s'en fallut que les médecins ne
confirmassent ce soupçon avec opiniâtreté, s'ils
n'avaient point été avertis que ces exanthèmes
dépendaient de la rougeole, dont l'éruption
ayant commencé à la peau, mais n'ayant pas
continué par suite de la faiblesse, s'était portée
sur l'estomac. M. Cruveilhier a aussi plusieurs
fois noté la ressemblance qu'il y a entre les
boutons que l'on trouve sur les muqueuses et
ceux qui sont à la peau.

On ne peut donc point contester le transport
d'une affection cutanée sur une partie interne ;
car, si on le contestait, il faudrait rejeter nécessairement cet aphorisme d'Hippocrate : *Duobus
doloribus simul obortis, vehementior obscurat
alterum.* Tout le monde est d'accord cependant
que le point fluxionnaire interne étant plus fort
que l'éruption extérieure, a fait disparaître
celle-ci. N'est-ce pas en procédant de la même
manière, c'est-à-dire, en déterminant des irri-
tations cutanées artificielles très-énergiques,
qu'on parvient, tous les jours, à triompher d'une
foule de phlegmasies qui ont leur siége dans les
viscères ? Cela est si vrai, qu'il n'est pas un seul
ouvrage de médecine-pratique ou de thérapeutique, dans lequel cet axiome ne se trouve
fortement recommandé.

De même que les autres afffections de l'estomac , la perforation de cet organe simule
souvent chez les enfans l'hydrocéphale aiguë
avec ou sans altération organique : les trois
observations qu'on vient de lire , en sont une
preuve irréfragable. On doit pressentir par là
combien il importe qu'elle soit bien connue ,
bien appréciée. Une maladie qui ne respecte ni
le sexe , ni l'âge (1) ; qui éclate sur l'homme
jouissant , du moins en apparence , d'une santé
parfaite , comme sur l'homme malade ; qui
tantôt fait périr instantanément et sans aucun
signe précurseur ; qui tantôt s'annonce par tous
les symptômes propres à une phlegmasie violente,
ne saurait trop fixer l'attention des praticiens.
Elle le doit d'autant plus qu'elle est parfois précédée et accompagnée de phénomènes semblables
à ceux d'un empoisonnement, qui n'ont que trop
souvent compromis la liberté et la vie. C'est ,
sans contredit , dans des cas de cette nature
qu'il faut sur-tout imposer silence à la vanité ,
ce faux sentiment qui n'est propre qu'à nous
induire en erreur. C'est alors qu'il faut que le
médecin pèse toutes les circonstances ;   qu'il

---

(1) On a même observé des traces de cette lésion sur des enfans
venus morts au monde.

s'informe minutieusement de tous les antécédens et de tous les concomitans ; qu'il se livre
à l'examen le plus sévère , le plus impartial et
le plus approfondi , non-seulement des diverses
parties du corps et des altérations que présente
l'estomac , mais encore de toutes les matières
qui y sont contenues ; qu'il s'éclaire des lumières
de la chimie ; qu'il ne néglige aucune expérience ; qu'il réunisse , en un mot , tous les
documens possibles avant de porter un jugement
qui doit faire triompher l'innocent sur lequel
plane déjà le doute affreux du crime d'empoisonnement , en prouvant qu'il peut se développer , dans l'économie animale , des altérations analogues à celles qu'auraient produites
de véritables poisons.

Par quel mécanisme s'opèrent ces perforations
spontanées de l'estomac ? Plusieurs observateurs
sont entrés dans la lice pour arriver à la solution
du problême ; mais nous passerons sous silence
les opinions que Hunter et son enthousiaste élève
Joseph Adams , Alphonse Leroy , Spallanzani ,
Sœmmering , Cruikshank , Jaeger , etc. , ont
émises sur ce sujet , les regardant toutes comme
hypothétiques , et ne méritant par conséquent
qu'un intérêt très-secondaire, pour exposer celle
de M. Broussais. Cet auteur a établi que les perforations ne sont que le résultat de l'inflamma-

tion (1) , dont , ajouterai-je , le ramollissement gélatiniforme est presque toujours le prélude. Je dis presque toujours , parce que les ulcères de l'estomac , qui ne sont pas très-rares à la suite de la gastrite chronique , peuvent aussi les précéder. Il me paraît fort difficile qu'on puisse admettre des perforations sans ces modifications morbides. L'opinion que Percy et Laurent ont consignée dans le Dictionnaire des Sciences médicales (2) , ne se rapproche-t-elle pas beaucoup de celle que nous venons d'émettre? « Quoique les perforations par terminaison gangréneuse de l'estomac soient toujours mortelles, elles pourraient être souvent prévenues , disent ces auteurs , si , plus en garde contre la fréquence des gastrites , quelques praticiens ne les exaspéraient par des vomitifs et des toniques. » Espérons donc que la vive lumière , répandue par M. Broussais sur la thérapeutique des phlegmasies chroniques , qui avant lui entretenaient les médecins et les malades dans une funeste

---

(1) Il ne faut pas être très-versé dans la littérature médicale , pour savoir que cette idée n'est pas nouvelle; mais le professeur du Val-de-Grâce a le mérite de l'avoir bien développée , et de l'avoir appuyée sur des faits incontestables. Bonet , dans son *Sepulchretum*, indique la gastrite comme cause des perforations qu'il a rencontrées dans l'estomac.

(2) Voy. tom. XL, pag. 320. Art. *Perforation.*

sécurité, pourra prévenir ou faire avorter une désorganisation dont la mort a toujours été jusqu'à présent la suite inévitable. L'observation XIVe que M. Louis rapporte dans ses Recherches anatomico-pathologiques sur le ramollissement avec amincissement et sur la destruction de la membrane muqueuse de l'estomac, confirme cet espoir. Il est permis de croire qu'il y a eu, dans ce cas, gastrite intense, ramollissement et amincissement de la membrane muqueuse de ce viscère dans une partie plus ou moins considérable de son étendue, et que la malade a guéri en conservant quelques traces de cette lésion.

FIN.

TABLE
DES MATIÈRES.

—

Pag.

Avant-propos. *v*

PREMIÈRE PARTIE.

CHAPITRE Ier. *Le cerveau n'est point dans l'enfance l'organe prédominant.* I

CHAP. II. *Les organes digestifs sont dans l'enfance les organes prédominans.* . . . 15

CHAP. III. *Les maladies des enfans ont en général leur siége dans les organes digestifs.* 20

CHAP. IV. *Sympathies pathologiques de la membrane muqueuse gastro-intestinale et de la méningine.* 33

DEUXIÈME PARTIE.

CHAP. Ier. *Diagnostic.* 37

CHAP. II. *Caractères de la gastro-entérite.* 38

CHAP. III. *Caractères de la gastro-intestinale des enfans, avec désorganisation gélatiniforme.* 47

Chap. IV. *Symptômes caractéristiques de la présence des vers dans les organes digestifs.* 48

Chap. V. *Symptômes caractéristiques de la méningite.* 52

Chap. VI. *De l'hydrocéphale aiguë.* 58

Chap. VII. *Symptômes caractéristiques de l'hydrocéphale aiguë.* 60

Chap. VIII. *Causes efficientes des convulsions.* 69

Chap. IX. *Conclusion.* 76

TROISIÈME PARTIE.

Observations à l'appui de ce qui précède. . 79

CHAPITRE PREMIER.

Ire Observation. — *Entéro-colite, symptômes ataxiques.* — *Mort après quarante-huit heures.* 79

IIe Obs. — *Entérite, bronchite légère, symptômes cérébraux ataxiques qui durent soixante heures et se terminent par la mort.* 82

IIIe Obs. — *Gastro-entérite, vers dans l'estomac et les intestins, simulant le croup et l'hydrocéphale aiguë.* — *Terminaison par la mort le 4e jour.* 87

IVe Obs. — *Gastro-entérite très-intense, si-*

mulant l'hydrocéphale aiguë, terminée
par la mort le 23ᵉ jour.   91

Vᵉ Obs. — Gastro-entérite très-intense, simulant l'hydrocéphale aiguë. — Terminaison par la mort le 10ᵉ jour. . .   96

VIᵉ Obs. — Affection vermineuse, imitant
une gastro-encéphalite. — Mort le
9ᵉ jour. 100

VIIᵉ Obs. — Affection vermineuse et irritation intestinale, compliquées de pleuro-
pneumonie, simulant l'hydrocéphale
aiguë. — Terminaison par la mort
au bout du 5ᵉ jour. 104

VIIIᵉ Obs. — Convulsions et hydrocéphale
aiguë, déterminées par une gastro-
entérite. — Mort le 15ᵉ jour. 108

IXᵉ Obs. — Ver lombric d'environ cinq
pouces, logé dans le cul-de-sac du
cœcum, inflammation de sa membrane
muqueuse, convulsions générales. —
Terminaison par la mort. 115

Xᵉ Obs. — Convulsions, sub-delirium, à la
suite d'une dothinentérite. — Mort quarante-huit heures après. 117

XIᵉ Obs. — Membrane muqueuse de l'estomac injectée, ramollie et ulcérée; ulcérations profondes, nombreuses dans

les intestins grêles : trismus, affection
tétanique terminée par la mort. 118

CHAPITRE DEUXIÈME.

XIIe Obs. — *Irritation gastro-intestinale,
simulant la méningite.* — *Convalescence
le 15e jour.* 122

XIIIe Obs. — *Irritation gastro-intestinale,
simulant l'hydrocéphale aiguë, termi-
née par la guérison.* 126

XIVe Obs. — *Gastro-entérite, simulant l'hydrocéphale aiguë, terminée par la gué-
rison.* 129

XVe Obs. — *Gastro-entérite, exaspérée à son
début par l'emploi d'un vomitif, imi-
tant la méningite, traitée avec succès
par la méthode anti-phlogistique, di-
rigée exclusivement vers la cavité abdominale.* 134

XVIe Obs. — *Gastrite, simulant l'hydrocéphale aiguë, combattue deux fois très-
efficacement par l'application des sangsues à l'épigastre.* 143

XVIIe Obs. — *Affection vermineuse, simulant l'hydrocéphale aiguë, guérie par
l'usage des anthelminthiques.* 145

XVIIIe Obs. — *Affection vermineuse, simu-*

lant l'hydrocéphale aiguë, traitée avec
succès par l'emploi des vermifuges. . . 149

XIXe Obs. — *Convulsions violentes, cal-
mées instantanément par l'expulsion
d'un amas glaireux, accompagné de
méconium.* 153

XXe Obs. — *Convulsions et symptômes d'hydrocéphale aiguë, consécutifs à une
constipation intense. — Guérison.* . . 159

XXIe Obs. — *Méningite simulée par un embarras gastrique, combattue heureuse-
ment par deux doses d'eau stibiée.* . . 162

XXIIe Obs. — *Affection vermineuse, simulant la méningite, guérie par l'emploi
des anthelminthiques.* 164

XXIIIe Obs. — *Affection vermineuse occa-
sionant des convulsions qui cèdent à
un traitement anthelminthique.* 166

XXIVe Obs. — *Convulsions, perte de la vue,
surdité, mutisme, etc., déterminées
par une affection vermineuse. — Guérison.* 168

CHAPITRE TROISIÈME.

XXVe Obs. — *Gastro-entérite très-intense,
successivement avec œsophagite, pha-
ryngite, amygdalite et hydrocéphale*

aiguë. — *Terminaison par la mort le 14ᵉ jour.* 178

XXVIᵉ Obs. — *Gastro-entérite aiguë, compliquée d'irritation cérébrale. — Mort le 13ᵉ jour.* 182

XXVIIᵉ Obs. — *Gastro-entéro-colite chronique avec épanchement ventriculaire, qui se termina par la mort le 10ᵉ jour.* 183

XXVIIIᵉ Obs. — *Gastro-entéro-colite devenant chronique, successivement avec muguet, coryza, ophthalmie et irritation cérébrale. — Mort le 39ᵉ jour.* . . . 187

XXIXᵉ Obs. — *Gastro-entéro-colite chronique avec muguet et irritation cérébrale, qui amena la mort le 18ᵉ jour.* 190

XXXᵉ Obs. — *Gastro-entéro-colite avec lithiasie, suivie et compliquée de pleuro-pneumonie et d'encéphalite. — Terminaison par la mort.* 191

XXXIᵉ Obs. — *Entérite compliquée d'arachnoïdite aiguë. — Mort le 21ᵉ jour.* . . . 196

XXXIIᵉ Obs. — *Gastro-entérite, compliquée de méningite, avec épanchement ventriculaire. — Terminaison par la mort au 9ᵉ jour.* 201

XXXIIIᵉ Obs. — *Entérite suivie et compliquée d'hydrocéphale aiguë, qui se termina par la mort le 17ᵉ jour.* 205

XXXIVe Obs. — *Gastro-entérite suivie d'un épanchement de sérosité (quatre onces environ) dans les ventricules latéraux. — Mort le 8e jour.* 210

XXXVe Obs. — *Gastro-entérite suivie et compliquée de pleuro-pneumonie et de méningite. — Terminaison par la mort le 27e jour.* 217

XXXVIe Obs. — *Irritation abdominale avec affection vermineuse, terminée par l'hydrocéphale aiguë. — Mort le 22e jour.* 227

XXXVIIe Obs. — *Intus-susception des intestins, terminée par l'hydrocéphale aiguë. — Mort le 13e jour.* 232

XXXVIIIe Obs. — *Taches gangréneuses sur l'intestin iléon, avec phlegmasie des ganglions mésentériques, donnant lieu à un épanchement de sérosité sur toute la surface du cerveau. — Terminaison par la mort le 11e jour.* 237

XXXIXe Obs. — *Gastrite très-intense, compliquée de méningite. — Terminaison par la mort le 16e jour.* 240

XLe Obs. — *Gastro-entérite, compliquée de méningite, avec épanchement ventriculaire. — Mort le 6e jour.* 244

XLIe Obs. *Entérite très-intense, avec pleuro-pneumonie, terminée par l'hydrocé-*

*phale aiguë, qui amena la mort le
10ᵉ jour.* 248

XLIIᵉ Obs. — *Gastro-entérite, avec ganglions
bronchiques tuberculeux dans leur
centre, compliquée d'une méningite de
la base ; sérosité dans les ventricules.
— Terminaison par la mort le 15ᵉ jour.* 252

XLIIIᵉ Obs. — *Gastro-entérite, avec cystite
et phlegmasie des ganglions bronchiques, suivie et compliquée de méningite
de la base. — Terminaison par la
mort le 12ᵉ jour.* 260

XLIV Obs. — *Pneumonie et gastrite chroniques passées à l'état aigu, compliquées de méningite de la base, d'encéphalite des parties moyennes et d'un
épanchement ventriculaire. — Mort le
10ᵉ jour.* 267

XLVᵉ Obs. — *Ramollissement gélatiniforme
de l'estomac et de l'œsophage, donnant
lieu à une méningite de la base et à une
encéphalite légère. — Mort le 16ᵉ jour.* 273

XLVIᵉ Obs. — *Méningite, déterminée par
une perforation de l'estomac, et suivie
de la mort le 3ᵉ jour.* 278

XLVIIᵉ Obs. — *Ramollissement gélatiniforme et perforation de l'estomac, avec
ulcérations vers la valvule iléo-cœcale,*

déterminant une inflammation de l'arachnoïde. — Mort le 12ᵉ jour. . . 282

XLVIIIᵉ Obs. — *Épanchement de sérosité entre l'arachnoïde et la pie-mère, déterminé par une perforation au bas-fond de l'estomac. — Terminaison par la mort.* 288

Imprimerie de Jean MARTEL aîné, près la Préfecture, Nº 62, à Montpellier.

ERRATA.

Page 2, ligne 22, *au lieu de* à fur, *lisez* au fur.

-- 7, -- 17, *au lieu de* ils, *lisez* les enfans.

-- 8, -- 5, *au lieu de* comme le prouve la thèse *de omni re scibili* qu'il, *lisez* et qui soutint à Rome, la thèse *de omni re scibili,* en présence, etc.

-- 20, -- 14, *au lieu de* que plus il est exercé, et plus il est exposé à être affecté, *lisez* et que plus il est exercé, plus il est exposé à être affecté.

-- 60, -- 4, *au lieu de* grâces, *lisez* grâce.

-- 100, -- 23, *au lieu de* vulve, *lisez* valvule.

-- 125, -- 18, *effacez* complètement.

-- 143, -- 4, *au lieu de* gastro-entérite, *lisez* gastrite.

-- 144, -- 22, *au lieu de* gastro-entérite, *lisez* gastrite.

-- 259, -- 1, *au lieu de* Sens, *lisez* Senn.

-- 271, -- 26, *au lieu de* Sens, *lisez* Senn.